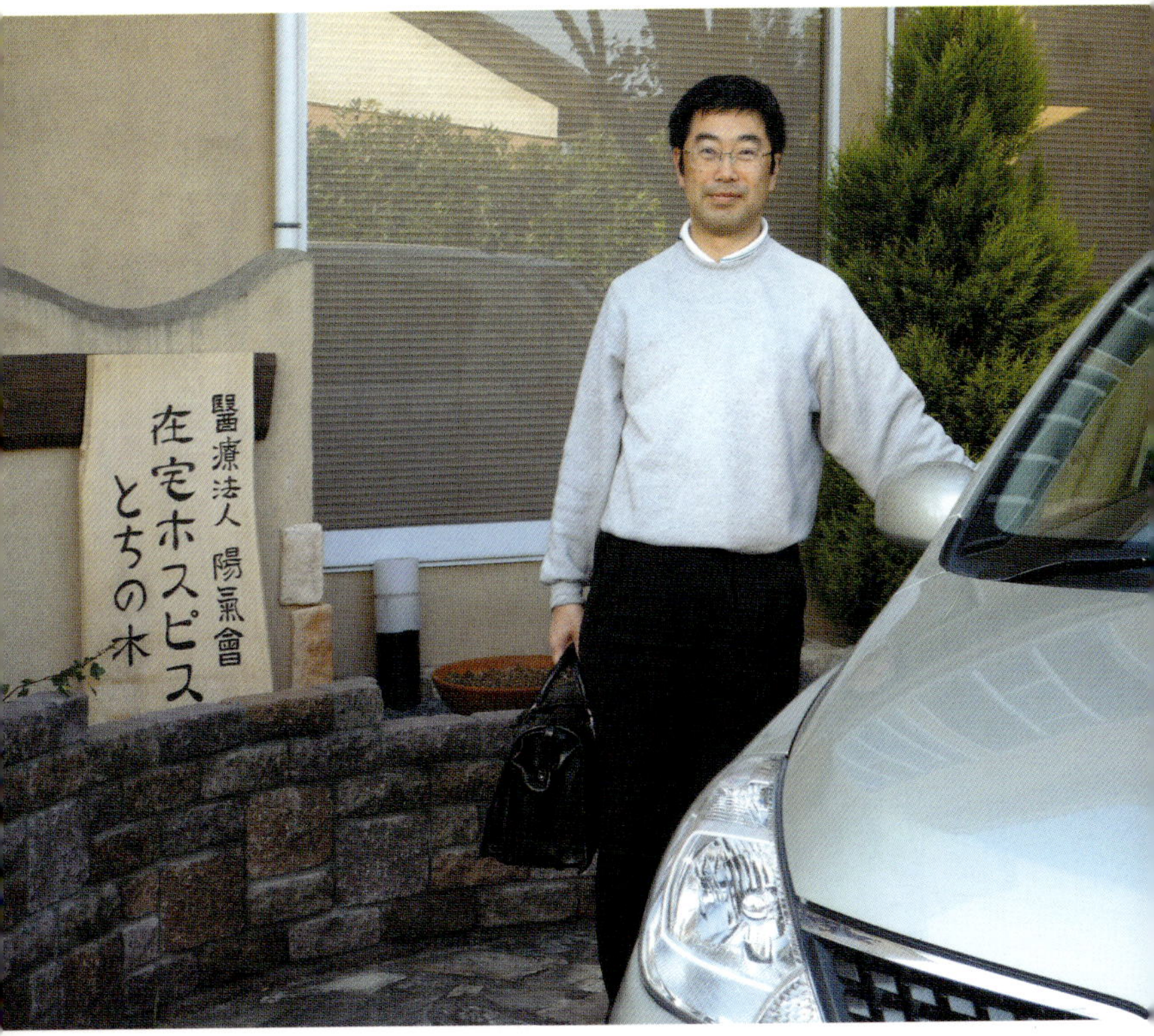

著者近影　「在宅ホスピスとちの木」事務所前にて

自分らしく生きるために

進行がんの
患者さんを支える

渡辺邦彦
Kunihiko Watanabe

文芸社

自分らしく生きるために◉目次

はじめに——在宅ホスピス、二年経過

プルルルル、プルルルル……。

事務所の電話が鳴っています。パソコンに向かい書類作成にいそしんでいるぼくに代わって、看護師のタガコさんが応対してくれました。それではここからタガコさんの立場になり、電話でのやり取りを再現してみましょう。

「はい、在宅ホスピス・とちの木です」

「あのう、テレビでそちらの在宅ホスピスのことを知って、ちょっとお話を伺いたいと思ったんですが……」

「はいはい、どんなことでしょうか」

「あの番組では、たった一人のドクターが栃木県全域を担当して、在宅診療をおこなってるという話でしたけど」

「そうですけど、何か？」

「一日二十四時間、一年三百六十五日、一人だけでやってるってことでしょうか？」

「ええ、そうですよ」

「そんなことが可能なんですか⁉」

「可能みたいですね」

「ちょっと普通じゃないと思いますが」

「普通じゃないですよ。何しろ、ものすごーく変わった先生ですからねえ……」

おいおいタガコさん、そりゃないだろ〜！

ともあれ、こんな会話の内容をとなりで聞いていて、ぼくは思わず苦笑しちゃいました。まあぼくも、彼女の名前が本当は「タカコ」なのに、「耕すって書くんだからタガコでしょ？」とからかっているんだから、お互いさまなのかもしれませんが。

しかし、確かに「ものすごく変わった先生」と言われても、否定できないのかもしれません。ぼくと同じようなことをやってる医者なんて、日本中探してもあんまりいないでしょうからね。一般大多数の人と違う価値観を持った人間を変わり者と呼ぶならば、おそらくぼくはその一人なのでしょう。

というわけで、ぼくは現在「在宅ホスピス・とちの木」の所長兼ただ一人のドクターとして、毎日走り回っています。在宅ホスピスというのは、完治が難しくなってしまった進行がんの患者さんを訪問し、病院と同じ水準の緩和ケアを提供するシステムのことです。これによって患者さんは自宅に居ながらにして、がんの痛みや息苦しさに悩まされることなく、残された貴重な時間を家族とともに過ごすことができるようになるのです。

がん治療をおこなっている栃木県内すべての病院や、各地域にある連携病院で、患者さんが「自宅に帰りたい」と訴えたなら、うちの事務所に連絡が入ります。そして患者さんが無事退院したあとは、急激に変化していく病気の状態を把握しつつ、モルヒネを使って痛みを取ったり、胸水や腹水などを抜いてつらい症状を和らげたりしながら、苦しむことなく家での生活を送れるように支援していきます。

県内全域の患者さんを担当しているので、4WDの愛車ティーダが走る距離はハンパじゃありません。月に七〇〇〇キロ平均といったところでしょうか。オイル交換は毎月やらなくちゃいけないし、タイヤは一シーズンでだめになってしまいます。それでも、患者さん宅への行き帰りはちょっとしたドライブ気分です。何しろ栃木は基本的に田舎ですからね。日光国立公園もある、すばらしい景色を見ているだけで十分リフレッシュされるせいか、一年中休みなく仕事に拘束されていても、まったく苦になりません。

ぼくが「在宅ホスピス・とちの木」を立ち上げてから、早いもので、もう二年が過ぎたことになります。治療の望めないがんを抱えた人が、自宅で安心して最期まで生活できるよう支えるためのシステム――在宅ホスピス。それがまだぼくの頭の中でのアイデアにすぎなかったころは、夢物語だと笑われることもありました。しかし、二〇〇七年四月から施行された「がん対策基本法」において、在宅でのがん治療が推進されるようになったこともあり、立ち上げ当初に比べたら世間の関心もずいぶん高まってきたように思います。冒頭、タガコさんの電話のやり取りにも出てきたように、テレビ局の取材を受けて特集コーナーで放映されたりもしました。

ここまでの歩みは決して平坦ではなかったけれど、自分としては、理想とする医療の形に最短時間でたどり着くことができたかな、と思っています。何しろ三年前まで、ぼくは大河の一滴、つまり大きな病院の勤務医にすぎなかったのですから。

ぼくは獨協医科大学を卒業してから二十年近く、脳神経外科の専門医として、母校の大学病院で患者さんの治療に当たってきました。専門は、悪性脳腫瘍――脳のがんです。

皆さんご存じのとおり、大学病院というところは〝病気を治療すること〟を第一目的として研究や臨床をおこなう場所です。そこに勤務していたころのぼくも、科学的な考え方にもとづいた最前線での脳腫瘍治療に、日夜取り組んでいました。「どうしたら、このがんをやっつけることができるか」ということばかり考えていたように思います。そこでは、がんの〝持ち主〟である患者さん自身の人生に思いを致す余裕など、ほとんどありません。獨協医大病院から栃木がんセンター脳神経外科へ移籍したのちも、そうした状況はあまり変わりませんでした。

ところがある日、ぼくは一人の患者さんに起きた奇跡を目の当たりにしたのです。

その男性は脳腫瘍の進行による意識障害で、何の反応も見せず昏々と眠り続けたままの状態が続いていました。一般に脳腫瘍の患者さんというのは、がん特有の疼痛を訴えることがほとんどありません。ただし、その代わりと言ってはなんですが、病状が進むにつれて意識障害が起こりやすいので、まわりとコミュニケーションを取るのが大変難しくなってきます。この患者さんの場合も例外ではありませんでした。

けれども、家族の希望で特別の許可を得て愛犬を病室へ連れてきたとき、奇跡が起こりました。子犬が患者さんの顔をペロペロなめ始めると、それまで動くことのなかった彼の手が動き、まぶたから涙がこぼれ落ちたのです。

この光景はぼくにとって非常に大きな衝撃でした。それまでの臨床経験で、悪性脳腫瘍末期の患者さんには認識力がなくなるものだと思い込んでいたのですから。しかしそれは、とんでもない間違いだったのです。

このとき、医療に対するぼくの考え方は一八〇度変わりました――本当に、大げさでも何でもなく。人間は最後の最後まで他者との交わりを必要とすることを、肌で感じ取ったのです。それ以来、医師にとって何より大事なのは患者さんとのコミュニケーションだという信念を持つようになりました。その気持ちは今もまったく揺るぎません。

その後、脳神経外科医から緩和ケア医への転身を図り、栃木県立がんセンターの緩和ケア病棟で多くのがん患者さんと接し、その最期を看取ってきました。しかし、そこで数年間過ごすうち、緩和ケア病棟――いわゆるホスピスの持つ限界に気づいたのです。

いかに設備の整ったホスピスでも、患者さんや家族にとっては病院の延長です。自分の家みたいに好き勝手にふるまうことはできないし、家族や友人以外の医療者が頻繁に出入りするので、プライバシーを完全に保つことだって難しい。これでは、その人らしい最期は望めません。

残された時間が少ないからこそ、一日一日をもっと悔いのないよう過ごせる環境が必要なんじゃないか。患者さん一人ひとりが自分の人生を〝一〇〇パーセント生ききる〟ことができるよう、支援するのがぼくの本当のミッションなんじゃないか……そんなふうに考えたのです。

いろいろ模索した末、自宅で迎える最期というのが最も自然な形ではないかという結論に達しました。そこで、在宅医療によるホスピスの実現を目指して二〇〇五年から動き始めました。

そして平成十八年十一月、「在宅ホスピス・とちの木」がオープンしたのです。前々作『幸せのシッポ』と前作『痛みよ、さらば』には、ここに至るまでの経緯と紆余曲折がすべて書かれています。


在宅ホスピスの医師として、一年三百六十五日、一日二十四時間態勢でさまざまな患者さんと接するようになってから、これまで以上にいろいろなことがわかってきました。

科学というのは、答えを追求する学問です。医療の世界においては「効果が見られる」ということが答えですね。医者はその答えが欲しくて、新しい薬を使ったり、これまでと違った治療法を試したりするわけです。

しかし、答えが得られないとわかっている患者さんに対しては、どうでしょう。医学ができることは何もないのでしょうか。

いや、決してそうではありません。終末期を主体とした緩和ケアという医療分野においては、「残された時間をどのように生きていくか」ということを、一人ひとりの患者さんとともに考えなくてはいけないのです。これは科学というより、哲学的な命題だと思います。死に方を考えることは、生き方につながる。現代医学において死は敗北だとよく言われますが、緩和ケアの世界では、まず死を考えることがスタートラインなのです。

「メメント・モリ」（ラテン語で「死を思え」の意味）という言葉に表現されるように、どんな人も死から目をそらさないでほしい。自分がいつかは死を迎えることを忘れないでほしい。そして元気なうちから、与えられた時間には限りがあることを意識して、どのように生きていくかを真剣に考えておいたほうがいいと思います。

二人に一人ががんになり、三人に一人ががんで死ぬと統計で示されている今、がんは決して珍しい病気ではありません。〝いつか、がんを告知されるかもしれない〟と意識して、今日から生活していくべきではないでしょうか。

とはいえ、そんなこと現実には、なかなかできるもんじゃないですよね。まして「あなたのがんに対しては、もう治療法がありません」と言われたらどうするかなんて、普通の人は考えられないでしょう。

その理由の一つは、終末期がん医療の現状を知る機会が少ないからだと思います。マスコミは小児科や産科の医師不足を伝えることには熱心ですが、緩和ケアの分野にスポットを当てることなどめったにありません。がんに関しても、新薬の開発や最新の治療といった〝光の当たる部分〟だけが取り上げられるばかりで、治らないことがはっきりしたあとの終末期医療という〝影の部分〟が表舞台に登場することは、ほとんどないと言っていいでしょう。

こうした情報の偏りを何とかしたい――それが、ぼくが三冊目の本を書こうと決意したきっかけでした。緩和ケアの世界にどっぷり浸かるにつれ、現代日本の終末期医療の問題点が、かなりはっきり見えてきたこともあります。この問題点についてまず明らかにし、ぼくなりに導き出した解決方法をお話ししていきたいと思っています。

この本は、多くの人が持つであろう、がんの終末期に対する漠然とした不安を解消するためだけに書いたのではありません。がん治療に当たっている医療者の皆さんにも――その多くは医学生時代、終末期の患者さんの病態や対処法について、授業で何も教えられていないはずです――ちょっと考えていただきたくて、一石を投じてみることにしました。そして、ぼく自身ががんになったとき、主治医となってくれる先生にも読んでもらいたくて、書いてみました。

少しでも皆さんの参考になれば幸いです。

追いつめられて——Aさんの場合

突然ですが、あなたは激しい痛みを経験したことがありますか?

ひと晩中眠れないほどの痛み。目の前が真っ白になってしまうような痛み。何も考えられず、何も話すことができない。しかもその激しい痛みは、いつ終わるとも知れない。永遠に続くかのごとく、一日二十四時間あなたを苛み苦しめる——そんな痛みを経験したことがありますか?

そして、そんな痛みを訴えたとき、誰にも聞き入れてもらえず、和らげてもらえることもなく、ほっておかれたとしたら……。

果たしてあなたは、正気でいられるでしょうか?

激しい痛みを和らげるためには、普通、モルヒネという麻薬を使います。ところが日本の場合、人口百万人あたりの医療用モルヒネ使用量は、緩和ケアの先進国であるオーストラリアと比べると、実に八分の一くらいにとどまっているのです。その理由は、これから順を追って少しずつお話ししていきたいと思います。

そうは言っても、この本を読んでくださっている皆さんを含めて、たいていの人はこんなふうに考えているでしょう——医者なら誰でも医療用モルヒネを処方できるはずだ。だから大きな病院に行けば、必ず激しい痛みを和らげてもらえるに違いない……と。しかし残念ながら、それは大きな間違いです。ぼくの身近にいる医師や看護師ですら、「モルヒネを使うと寿命が縮まる」という誤解を持っている方が多いのですから。よく考えてみてください。もし医者なら誰でもモルヒネを処方できるとすれば、先ほど記したオーストラリアとの差が出てくることなどないはずですよね。

二〇〇八年現在、がんで死亡する人の数は年間三十万人を超えていますが、そのうち約五パーセントの患者さんしか、緩和ケア医の診察を受けることができていません。つまり、がんを患った人の多くが、何らかの痛みに苦しんだまま死を迎えているわけです。日本の場合、医療者側にも患者側にも「病院で提供されるのは最高かつ最善の医療」という考え方が根強いようですが、緩和ケアに限って言えば、これは当てはまることのほうが少ないと思います。まず何よりも、緩和ケアを専門とする医師の絶対数が少なすぎるからです。

というわけで、がんを患い病院で亡くなる人の九割以上には、必ずしも穏やかでない最期が待っているのが現状なのです。決して脅そうというつもりはありませんが……。

これからご紹介するのは、そんな激しい苦痛に追いつめられてしまった患者さんの体験談です。ここからは、ドキュメンタリータッチで書いていきたいと思います。

彼とご家族の無念の声に、どうか耳を傾けてみてください。

＊＊＊＊＊＊＊＊＊＊＊＊＊＊＊＊＊＊＊＊＊＊＊＊＊＊

「あのとき、いつもは我慢強い主人が顔をしかめてうめき声をあげ、うずくまってしまったんです。きくと、ものすごい脚の痛みで動けないと言うんですね。あわてて救急車を呼んで大学病院に運んでもらったんですが、結局そのまま入院することになりました。それでも入院さえすれば、痛みを取ってもらえると信じていたんです。それなのに……」

Aさんの奥さんが、堰を切ったように話し始めた。かたわらのAさんご本人は、痛みが消えた喜びを噛みしめるように、奥さんの話に耳を傾けている。

Aさんは前立腺がんを患っていた。数年前、尿が出にくくなったため地元の病院を訪ねたところ、最初は前立腺肥大だと言われたらしい。しかし、薬をのんでも症状はいっこうに改善されず、そのうち血尿が出るようになった。そこでびっくりして大学病院を受診したのだが、腺がんというたちの悪いがんだったこともあって、一カ月近い精密検査の末に発見されたときには、すでに体のあちこちに転移が見られた。骨盤内や脊椎《せきつい》にも転移していたため両下肢が麻痺し、がんと告知されたときどころか、検査が始まったその時点から、すでにかなりの痛みを覚えていたという。

奥さんの話はさらに続く。

「主人はそのころ、仕事で責任ある地位を任されていたもんですからね、がんが見つかってからも一年近くのあいだは、入院せず会社に通いながら通院治療をしたんですよ。最初はホルモン療法ですね。それがあまり効果なくて、次に抗がん剤。だけどこれもやっぱりだめで、もう完治は難しいと言われてしまいました。そうこうするうちに、どんどん痛みがひどくなっていったんです……」

それを聞きながら、ぼくはAさんとの初めての出会いを思い出していた。

あの日は、顔なじみのソーシャルワーカーさんから連絡をもらい、彼女が勤務する大学病院まで出かけていったのだった。そこの医療相談室で、こんな話を聞かされたのだ。

「渡辺先生、いつもお世話になってます。さっそくですが、うちの病院の患者さんで『自宅へ帰りたい』と言ってる方がおられるんですよ。そこで、退院後の往診をお願いしたいんですけど……」

　ぼくは彼女の顔を見て「ん?」と思った。何だかいつもと様子が違う。どこか〝申し訳ない〟と言いたげな表情をしているぞ。いったいどうしたんだろう。

　そんな気持ちを察したのか、次に彼女はこう切り出した。

「実はですねえ、今回の患者さんはちょっと厄介なんですよ。すごーく神経質な方でして……。お医者さんや看護師さんが何か言うと、すぐその揚げ足を取るようなことを言い返してくるんですね。私たちソーシャルワーカーも、いつもハラハラしてしまいます。今回ばかりはさすがの先生も、かなり扱いにくい患者さんだと思われますよ、きっと。さぞ面倒に感じられるでしょうけど、どうかよろしくお願いいたします」

　これを聞いてぼくは面倒に感じるどころか、人知れずニンマリしてしまった。『幸せのシッポ』や『痛みよ、さらば』を読んでくださった方ならおわかりだと思うが、ぼくの感じ方は人とちょっと違うのかもしれない。扱いにくいとか厄介だなんて言われると、どうしようもなく面白いと感じてしまう。その患者さんが〝厄介者〟にされてしまった理由を追究したくてたまらなくなるのだ。因果な性格である。

しかし、考えてみてほしい。医療者に〝厄介者〟というレッテルを貼られてしまった患者さんのほとんどには、そうならざるを得ない理由があるはずだ。少なくとも、ぼくがこれまで関わった患者さんはみんなそうだった。

というわけで、ぼくは興味しんしんといった面持ちで、Aさんの病室のドアをノックしてみた。

「Aさん、はじめまして！　在宅ホスピスの渡辺と申します」

元気よく挨拶しながら入っていったぼくに対し、Aさんはベッドの上でほんの少し会釈しただけ。緊張しているのか、笑顔が途中で引きつったようになっている。何ともビミョーな表情だ。でもぼくはかまわず、在宅ホスピスのシステムや活動状況などを話し始めた。Aさんはずっと硬い表情のまま、黙ってそれを聞いている。最後にぼくはこう尋ねた。

「家に帰ってから、何か不安がありますか？」

するとAさんの口から、こんな言葉が出たのである。

「帰りたいのはやまやまですが、一番心配なのは、脚の痛みのことなんです……」

はは一ん、なるほど……と得心がいった。こりゃ、痛いのをそうとう我慢してるんだ。この人が〝厄介者〟にされてしまったのは、痛みが根本的な理由かもしれないな……。

Aさんのこのひと言で、ぼくは直感的にそうひらめいたのである。「痛み」という言葉は、ソーシャルワーカーさんからはもちろん、彼の担当医や看護師からもひと言も聞かれなかったけれど。

とはいえ、この病院の中ではぼくは部外者だ。患者さんの病状についてあれこれ意見を言うわけにはいかない。そこで、自宅へ戻ったら責任を持って痛み対策をおこなうことをAさんと奥さんに約束し、退院する日の午後に初回訪問する予定を決めて、その日は病室をあとにした。二〇〇七年のクリスマス間近だった。

数日後、退院となったその日の午後に、ぼくはAさんのお宅へ伺い、いろんな質問をしながら痛みの度合いを詳細に評価した。それから、完全に痛みがなくなると理論的に推定される量まで、モルヒネの投与量を増やしていった。

そして、次の日。再びAさんを訪問すると、信じられないほどの変わりようでぼくを迎えてくれたのである。

「いやー、渡辺先生！　すごいですよ、痛みがまったくなくなりました！　本当にありがとうございます」

満面の笑顔でうれしそうに話しかけてくるAさん。そこにはもう、あの〝厄介者〟の患者の面影はなかった。心底ホッとすると同時に、やっぱりそうだったかという苦い思いがぼくの胸に去来した。

Aさんの場合、大学病院で投与されていたモルヒネの三倍の量でようやく痛みがおさまったのである。つまり、それだけモルヒネを必要とするほどの激しい痛みに、ずっと耐えていたわけだ。入院する際、一般病棟と緩和ケア病棟のどちらを選ぶかきかれたそうだが、進行がんとはいえ自分の状態がそれほど悪いと思わなかったAさんは、一般病棟での治療継続を希望したのだという。その結果、痛みのコントロールがなおざりになってしまったのかもしれない。

さて、診察を終えておいとましようとすると、奥さんがお茶を淹れてくださった。「どうぞおかまいなく」と言ったのだが、何となく今まで胸にためていたものを吐き出したい様子。というわけで、お茶を飲みながら、しばしお話を伺うことにした。そこで最初に出たのが、「入院さえすれば痛みを取ってもらえると信じていたのに……」という冒頭のセリフだったのである。

奥さんの口からは、さらに言葉がほとばしり続けた。

「入院中は私もずっと付き添っていたんですけど、毎晩、一時間ごとに主人が『痛い、痛い』

と言うもんだから、全然寝られないんですよ。三十分もまとまって眠れればいいほうでした。もちろん一番大変なのは主人なんですが、私も頭がおかしくなりそうでしたね。毎日病室で泣いてました」

「それは奥さんもつらかったですね」

「どんなふうに痛いのかきくと、太ももや膝に焼け火箸を押し当てられるような痛みだと言うんです。表現できる中でも最悪の痛さですよね。我慢できなくなったから入院したのに、病院でも痛みを取ってもらえないのなら、どこにいたって同じじゃないですか。朝から晩まで、病室にただいるだけで一日が終わっていく。それが主人も私も、本当に耐え難かったです。今回が最後のお正月になるかもしれないのに……そう考えると居ても立ってもいられなくて、往診してくれる先生が見つかったのをきっかけに、思い切って自宅へ帰る決心をしたんです」

するとそれまでじっと聞いていたAさんがおもむろに口を開いた。

「今回の経験で、入院したら痛みを取ってもらえると当たり前に思っていたことが、間違いだったとよくわかりましたよ。先生、治療しない患者っていうのは、大きな病院にとっては無用な存在なんでしょうねえ。口じゃ『もっと入院してていいですよ』なんて言いつつも、本音では『早く帰ってくれ』というのが伝わってくるんです」

「ぼくも昔いたことがありますが、大学病院というところは病気の治療が主体ですからね。治療の手立てがなくなってしまうと、正直言って何もすることがないんですよ」

「週に一度、教授の回診というのがあるんですがね、私が毎回痛い痛いと訴えているのに『あそうですか。痛みを取るのもいろんな手段がありますけど』と言うだけで、何もしてくれません。こっちはつらくてたまらなくて、一刻も早くどうにかしてほしいと思ってるのに。そんな調子だから、ついつい言葉に角が立ってしまうんですね」

それは当然だろう。ぼくは、うんうんとうなずきながら聞いていた。

「私が痛みを訴えると、看護師は医者が指示した痛み止めを持ってきます。痛いなら我慢しなくていいと言われてたんで、最初は一日に七回くらい痛み止めをのんでいたんですが、そうすると今度は『それじゃのみすぎでしょ。最低五時間は間隔をおいてください』なんて怒られる。だけどもちろん、いくらのんだって効きゃしません。ところが『この薬は効かない』と訴えても、『そんなはずはない。これで対応してください』と言うばかりなんです。こういう状況で何度痛みを訴えたところで、看護師には『またあの人が文句言っている』と受け取られるだけです。だいいち、効かない薬しか出してもらえないなら、痛いと訴える意味がない。そんなわけで、だんだん痛みを我慢するようになったんです。しかし、そうやって自分を抑えてしまう分、あきらめと怒りが心を支配するようになっていく……」

「なるほど。その結果、扱いにくく神経質な患者さんだと思われてしまったわけですね」

「そうなんですよ。そのころにはもう、自分の感じている苦痛が本当にがんの痛みによるものかどうか、わからなくなってしまいました。私が痛いと言わなくなったので、おそらく医者も看護師も、痛みがおさまったものと考えたんでしょう。そして、角が立つような発言をする私のことを、陰であれこれ言っていたと思います。そうなると、入院していたってみじめですよ。誰も自分の言葉を信用してくれなくなるんですから」

ここで再び、奥さんが会話に入ってきた。

「痛みがおさまったと考えるほうがおかしいですよ。だって、夜中も二時間おきくらいに看護師さんが病室を回ってくるんです。そんなとき、私はたいてい痛がってうめく主人の脚をさすっていて、看護師さんはそれを見てるんですからね。この人が『俺が助からないとわかってるから、もうどうでもいいんだろう。医者も看護師もあきらめてるんだよ、きっと』と言うのが、一番つらかった。主人は仕事に関しては厳しいけど、決して気難しい人じゃないんです。なのに痛みのせいで性格まで変わって、扱いにくい厄介な人間だと思われてしまった。そのことも、すごく悔しかったですよ……」

この言葉には胸が詰まる思いだった。患者に平穏な安らぎの時間が与えられるはずの病院で、Aさんはそこまで追いつめられていたのだ。奥さんもさぞ切なかっただろう。

「最初は私、ホスピスの存在すらよく知らなかったんです。『病院で死ぬということ』（山崎章郎、主婦の友社　一九九〇年）という本を読んで初めて、ああこういうのがあるんだ、と思ったくらいで。でも、頭の片隅には残っていたんでしょうね。だけど緩和ケア病棟じゃなくて、在宅ホスピスという制度にめぐり合えたのは幸運でした。先生のおかげで、我が家にやっと穏やかな日々が戻ってきました。モルヒネの量を増やしてもらい、主人の痛みがなくなって普通に話ができるようになったのが、私にとっては一番うれしいことです。たぶんこの人も同じでしょう」

奥さんの言葉にAさんはうなずきながら、ぼくのほうへ手を差し出す。ぼくはその手をしっかり握り返してこう言った。

「Aさん、除夜の鐘に間に合いましたね。痛みのない状態で新年を迎えられそうで、何よりです。ぼくは毎日来ますから、安心してください。必要とあらば元旦も訪問します。携帯電話の番号をお知らせしておくので、何かあったらいつでも連絡ください。夜中でもかまいませんから」

「ありがとうございます……すごく心強いです」

お正月まであと三日というところで痛みからほぼ完璧に解放されたのは、本当によかった。だがいずれにしても、Aさんに残されている時間が短いことに変わりはない。年末年始を無事に過ごしてもらうためには、これから毎日来ることになる。そのあいだに、これまでの出来事をもっといろいろ聞くことができるだろう……。

ぼくはそんなふうに思いをめぐらせながら、翌日の訪問を約束すると、Aさんのお宅をあとにして事務所へ向かった。

＊＊＊＊＊＊＊＊＊＊＊＊＊＊＊＊＊＊＊＊＊＊＊＊

Aさんがここまで追いつめられてしまった根本原因は、まず医療者の側にあります。すべては結局、医者や看護師が患者さんの痛みをきちんと評価できないことに端を発しているのです。それに加えて、痛みの治療技術が多くの病院で行き渡っていないという現実。その結果、痛みで苦しんでいる患者さんが病院で何の手立ても受けずにほっておかれ、あげくの果てに〝厄介者〟のレッテルを貼られてしまうわけです。

ぼくはこれを、「患者さんを絶望に追いやるスパイラル」と呼んでいます。現在、がん治療の専門病院で働く熱心な看護師さんの依頼を受けて、ときどきその病院で緩和ケアの勉強会を開いているのですが、そこでいつもこの「患者さんを絶望に追いやるスパイラル」の話をしています。

一度このスパイラルの中に入ってしまうと、抜け出すのは非常に大変です。そして前述のように、このスパイラルは多くの場合、患者さん自身には責任がありません。患者さんと家族の苦しみに何一つ気づかない医療者が大勢いる——これが一番の問題なのです。

確かに、他人の痛みを正確に知ることは難しいでしょう。しかし仮にもがんに関するプロの医療者ならば、患者さんの苦痛を取り除くことを自分の至上命題と考え、痛みの評価に関する勉強に本気で取り組むか、緩和ケアの専門家に依頼すべきではないでしょうか。

痛みを正確に評価できたなら、次に医療者がすべきことは、それを和らげることです。がんの激しい痛みに最も効果的な薬は、何といってもモルヒネでしょう。

ぼくの前著『痛みよ、さらば』でもご紹介しましたが、モルヒネは痛みに応じた適切な量で投与すれば、便秘や吐き気や眠気といった不快な副作用は対処可能です。もちろん麻薬中毒になることもありません。投与量を増やせば増やすほど効果は強まるため、がん疼痛のようにだんだん進行していく痛みを持つ患者さんにとっては、まさに神様からの贈り物と呼びたいくらいの〝魔法の薬〟なんです。

ところが〝魔法の薬〟は、一歩間違えれば怖い毒薬になってしまいます。使い方が合理的でないと、痛みは取れないのに副作用ばかりが出てしまうのです。実際、がんが進行するにつれて痛みがどんどん激しくなっていく病状経過の中で、上手にモルヒネを用いてその痛みを和らげるには、医療者側にかなりのスキルが必要になります。麻薬に対する知識はもちろんのこと、それに加えて十分な経験が求められるからです。迅速かつ適切な対処ができないと、痛みは気も狂わんばかりの強さになってしまうでしょう。Aさんが入院中耐え難い痛みに苦しめられたのも、モルヒネの量が絶対的に不足していたことが原因です。

ところが、これほど専門的な知識と経験が必要な分野であるにもかかわらず、二〇〇八年の時点では、日本の医学界で緩和ケアは専門分野として認められていません――看護の分野では、近年になってようやく認められるようになりましたが。

一九九〇年より、医療機関が緩和ケア病棟の施設基準を満たして国から認可を受けると、「緩和ケア病棟入院料」という高額な医療費を保険で請求できるようになりました。それ以後、日本全国の病院で緩和ケア病棟の申請ラッシュが進み、二〇〇七年十二月時点で、一七〇を超える施設が緩和ケア病棟として認可を受けています。モルヒネの総使用量も、WHO（世界保健機構）のがん性疼痛対策プロジェクトが始まった一九八六年以降、右肩上がりに上昇しています。

しかしこの章の冒頭で説明しましたが、日本の医療用モルヒネ使用量増加率は、ほかの先進諸国と比較すると、まだまだ極端に低いのです。

その理由は、日本の緩和ケアが入院施設主体に展開されているからです。オーストラリアなどの緩和ケア先進国では、入院施設の患者数より五～一〇倍も多くの患者を在宅で緩和ケア専門医が診ていると言ったなら、おのずとわかってもらえるでしょう。入院施設だとどうしてもベッド数が限られてしまうし、緩和ケア病棟に移りたいと順番待ちをしている間に亡くなってしまう患者さんもあとを絶ちません。

つまり、日本におけるモルヒネ使用量の少なさは、在宅緩和ケアシステムの遅れを如実に物語っているわけですね。

「はじめに」で述べたように、がんはもう決してまれな病気ではありません。中高年層に限れば二人に一人がかかるし、三人に一人はがんで死ぬことが統計で示されています。いまや最もありふれた国民病だと言ってもいいくらいです。患者の絶対数を考えたなら、がん患者の痛みを正確に評価して和らげることのできる緩和ケア医の専門性を認め、その数をもっと増やすことは、小児科医や産科医の数を確保するのと同じく喫緊の問題なのです。

さて、最後にAさんのその後についてお話ししましょう。

Aさんのがんの進行はしだいに予断を許さないものになっていきましたが、刻々と変わる症状に応じて薬の処方を細かく調整したため、最後まで痛みに苦しむことなく、落ち着いて過ごすことができました。

退院したのはちょうどクリスマスの日――十二月二十五日でした。それから一週間後、離れて暮らしている息子さんも含めて家族水入らずのお正月を迎えたあと、一月十一日の明け方、静かにAさんはこの世を去りました。その前日まで、奥さんとごく普通に会話も交わすことができました。奥さんのお姉さんがお見舞いに来られたのですが、彼女とも笑い声を交えながら話していました。

入院生活がつらかったことを考えると、もう少し痛みのない時期を増やしてあげられたらよかったと思います。それでも、最後の最後でAさんらしい毎日を取り戻すことができたのは、幸いだったと言えるかもしれません。それすらできずに亡くなっていく人も、大勢いますから。

Aさんが亡くなってからしばらくして、奥さんと話をする機会がありました。その中で、こんな言葉が印象に残っています。

「主人がいなくなって、悲しいのは確かです。でも、あまり泣いたりわめいたりしなくてすんだのは、あの最後の半月があったからだと思います。今日こうやって、先生と主人の話ができてよかった。親戚や知り合いの人なんかと主人の話をしてると、どうしても暗くなっちゃうから、あまり話さないほうがいいような気がしていたんです。だけどたまには思い出してあげないと、かわいそうですもんね……」

そう言ってほほ笑む奥さんの表情は、不思議と安らいで見えました。

じっとしてなんかいられない——Bさんの場合

また突然ですが、あなたは痛みに強いほうですか？　生まれてからいままで、覚えている中で最もひどい痛みというのは、どの程度のものでしたか？　そして、その痛みを他人にうまく説明することができますか？

「国際疼痛学会」の定義によれば、「痛みとは常に主観的なものである」とあります。痛みをどの程度に感じるかは、どんな場合においてもその人次第だということです。要するに、他人がなんと言おうと痛いものは痛い。たとえうまく説明できなくたって、その人が痛いと思えば、そこに痛みは存在するんです。

どちらかといえば、ぼく自身は痛みに弱いほうだと思います。前著『痛みよ、さらば――モルヒネが救ってくれる――』には、そんなぼくのモルヒネ服用体験が詳しく書いてあります。ぼくは二年半前、ひょんなことから「腰痛すべり症」になってしまい、目も開けていられないほどの激痛に襲われました。普通の鎮痛剤ではまったく取れない痛みだったため、どうにもこうにも耐えられず、栃木がんセンターの同僚にモルヒネを処方してもらったのです。そのとき服用したモルヒネの量は、一日に六〇ミリグラム――一〇ミリグラムの小さな錠剤を一日六回、ぴったり四時間おきにのんでいました。またあとで述べますが、モルヒネという薬は、痛みの強さに応じていくらでも増やすことが可能です。つまり、当時のぼくの痛みは、一日六〇ミリグラムという量でほぼ完璧に抑えられたわけです。

ところが、ぼくが診察していたある患者さんは、それをはるかに上回る激痛にひたすら耐えていました。その患者さんが病院から処方されていたモルヒネの量は内服で三六〇ミリグラムでしたが、痛みの評価をきちんとおこなった結果、なんと一日に注射で約一〇〇〇ミリグラムのモルヒネが必要だとわかったのです。

これは、内服に換算すると約三〇〇〇ミリグラムというすごい量になります。ぼくはモルヒネ六〇ミリグラムで和らぐ痛みですら、ひと晩も我慢できなかったというのに……。つまり単純に考えても、あのときのぼくが味わった苦痛の五〇倍の痛みなのです。自分の経験に照らし合わせて患者さんの痛みを想像すると、背筋がゾッとするような思いがしました。本当にあのモルヒネ服用体験は、緩和ケアの医師にとって願ってもないものだったと、つくづく感じています。

では、モルヒネの投与量が不適切だったため痛みに苦しむことになった、その患者さんのお話を再現してみましょう。

＊＊＊＊＊＊＊＊＊＊＊＊＊＊＊＊＊＊＊＊＊＊＊＊＊＊＊＊

「じゃあ出かけようか、タガコさん?」

ぼくはいつものように往診カバンに必要なものを詰め込むと、看護師のタガコさんとともに愛車に乗り込んだ。これから新しい患者さん、Bさんのお宅への訪問だ。

タガコさんの本名は、山井耕子《やまいたかこ》さんという。「耕す」だから「タガコ」と勝手に呼ばせてもらっているのは、最初に書いたとおりである。タガコさんは、ぼくが栃木県立がんセンターから移った民間の病院、「とちの木病院」の看護師さんだった。「とちの木病院」で在宅緩和ケアに関する講義をおこなった際、その内容に興味を抱いてくれたのだ。

そして、志を同じくする人をタガコさんが集めてくれたおかげで、いまうちの「在宅ホスピス・とちの木」には三人の看護師さんが在籍している。みんな同じ目標を掲げているので、とても仕事がやりやすい。おかげで、いろんなことが確実に形になってきた。

ここまで迷いながら進んではきたけれど、自分自身も確実に成長してきたと思うし、興味を持ってくれる人が、少数ではあっても見つかったのは本当にうれしい。やっぱりただノロシを上げるだけでなく、自分がまず先頭に立ってやっていかなくちゃだめなんだな。まあとにかく、いいスタッフに恵まれてぼくは幸せ者だ。

さて、Bさんの話に戻ろう。彼の病名は膵臓がんである。強い副作用に耐えながら抗がん剤による治療を続けていたが、あるときから完治が望めなくなってしまった。

前にも言ったとおり、病院というのは治すことを主眼とした場所だから、治療できないとなった時点で、患者さんは身の置きどころがなくなってしまう。抗がん剤治療をやめると決まったときの心境を、Bさんは「何もない真っ暗な海にほうり出されたような気持ちだった」と語ってくれた。

緩和ケアの医者にとって「痛みが取れた」という患者さんの言葉は、自分の仕事に対する評価ともなる。だから、何としても苦痛を取り除いてあげなければならない。ぼくはBさんにきいてみた。

「痛くなりませんでしたか？　ゆうべは眠れましたか？」

「はい、全然痛みませんでした。おかげさまで、やっとぐっすり眠れるようになりました」

そのほがらかな笑顔を見て、心からよかったと安心した。Bさんは、Aさんとは違う病院から紹介された患者さんだ。ぼくは、がんの治療をおこなう栃木県内すべての病院から、患者さんを受け入れている。

一般に、こうした病院でがん治療をおこなううち、抗がん剤などが効かなくなると、医者から「もうやるべきことはなくなりました」と告げられる。その後、同じ病院内の緩和ケア病棟へ移るか、地元の病院へ転院するか、自宅へ帰るか、という三つの選択肢を提示される。その中で「自宅へ帰る」という選択をした患者さんが、ぼくのところへ紹介されてくるわけだ。そして、紹介されてくる患者さんの多くが、程度の差こそあれ、痛みを持ったままの状態で自宅へ帰ってくるのである。

Bさんもその例外ではなかった。骨やリンパ節にがんが転移してしまったため、耐え難い激痛に一日中苦しめられていたのだ。

「もう、じっとしてなんかいられないほど痛くて痛くて、本当につらかったですよ。家族には悪いけど、病室の窓から飛び降りて死にたいと、毎日毎日思ってました」

それはそうだろう。ぼくの経験からBさんの痛みを想像したなら、その気持ちはよくわかる。痛いのは何よりつらい。死ぬことよりつらい。この痛みを取ってもらうためなら何だってする——そう感じるのが人間の常だ。だからこそ、耐え難い痛みを与える「拷問」というものが存在するんじゃないか。

誰だって、一度や二度は虫歯の痛みや頭痛を経験したことがあると思う。そんなとき、わずらわしいことを考える余裕があるだろうか？　自分の体がつらくてたまらないとき、家族の気持ちを思いやることができるだろうか？

いや、おそらく無理だと思う。人間、そんなに強くなれるもんじゃない。痛みに苦しんでいたり、精神的に緊張していたりしたら、心のゆとりは望めない。どんなに愛する人とでも、些細なことで口げんかをしてしまうだろう。痛みを抱えた患者さんが〝厄介者〟扱いされるのは、ほとんどの場合、こうしたことが原因なのだ。

Bさんの話は続く。

「痛みがひどくなったときは、もちろん看護師さんにそう言いましたよ、何度も何度も。しかし、看護師さんは何人もいて、私の担当はその日によって変わるんです。そして、当たり前と言えば当たり前ですが、どの人も最初に医者が指示したとおりのモルヒネしか持ってきてくれません。で、はじめのうちは確かに少し痛みが和らぐような気がするんですが、しばらくすると——そうですね、一時間も経つと、元に戻ってしまうんです。日増しに痛みは強くなり、頓服のモルヒネをもらっても、ほとんど効いた感じがしなくなっていきました……」

痛みを十分に取ることのできるモルヒネの量は、人によって、また症状によって大きく異なる。その量が、数百ミリグラムとか数千ミリグラムとかいう単位で不足していたとしたら、患者さんは壮絶な拷問を毎日受け続けているようなものなのだ。とても、じっとしてなんかいられない痛みである。歩ける人なら、檻に入ったクマのように病室の中を徘徊してしまうに違いない。それができなければ、ベッドの上でのたうち回ることになるだろう。まさに七転八倒の苦しみだ。

Bさんの場合、痛みを取るのに必要なモルヒネ量の、実に一〇パーセント程度しか投与されていなかったのである。その苦痛は察するに余りある。いくら病院側が薬を処方しても、痛みが取れないのなら、何もしてないのと同じことだと思う。

ともあれBさんも、痛みと絶望を抱えたまま年末に退院し、自宅へ戻ってきた。ぼくはBさん本人の痛みに関する訴えを詳細に聴き取り、痛みを完全に和らげることのできるモルヒネの量を理論的な方法で割り出した。その結果が、一日に三六〇ミリグラムの内服薬から注射で一〇〇〇ミリグラムへの増量だ。普段よく使っているアンプル型のモルヒネではとても足りないので、特別にポンプ型の大容量のものを準備し、持続的に静脈注射を行った。そしてようやく、Bさんは痛みを感じることなく眠れるようになったわけである。

「痛みがないなんて、本当に嘘みたい……」

かたわらで奥さんが、心から安堵したように言った。患者さんの痛みは本人だけでなく、家族をも苦しめる。身近にいながら何もしてやれない情けなさに、家族はみんな打ちひしがれてしまうのだ。

患者さんもその家族も、残された時間が短いからこそ、限りあるひと時ひと時を大切にしたいと願っている。痛みのない毎日を過ごせることは、そのための必須条件だと言えるだろう。多くの人が病院へ向かうのは、そこに行けば痛みを取ってもらえると考えるからだ。そんな患者さんの切なる願いを、一人でも多くの医療者にわかってもらいたいと思う。

「少なくとも、お医者さんになるような人なら想像してほしいですよね、患者の気持ちを……」

そうつぶやいたBさんの言葉が、ぼくの心に重く響いた。

＊＊＊＊＊＊＊＊＊＊＊＊＊＊＊＊＊＊＊＊＊

Aさんと同じくBさんの場合も、医療者の側が痛みをきちんと評価できなかったことが大きな問題でした。

がんが進行していくにつれ、痛みの出方や強さは刻々と変わっていきます。常に患者さんの訴えに耳を傾け、モルヒネの量をそのつどきめ細かく調整し直さなければ、痛みに適切に対処することはできません。

ところが病院では、実際それが把握されていないことが多々あるのです。病院の主治医も担当看護師も、患者さんにモルヒネを使っていったん痛みが治まると、それで安心してしまうのでしょう。最初と同じ量をそのまま漫然と使い続けている例が多いようです。

しかし誤解してほしくないのですが、ぼくはがん治療を真摯におこなっている先生方を責めるつもりは毛頭ありません。ぼく自身、緩和ケアを専門とする前、つまり脳神経外科医として仕事をしていたときは、ご多分にもれずという感じだったのですから。

それでも、こうした現状を、少なくともがん患者さんやご家族の皆さんは知っておいたほうがいいのではないかと思っています。もちろん、身近にがん患者さんがいない読者の方々も同様です。

なぜなら――これはとても大事なことなので、何度も繰り返しますが――今やがんは、二人に一人がかかるというありふれた病気だからです。しかも統計的に見ると、三人に一人はがんで死ぬ時代。そう考えたなら、がんの痛みにどう対処するかという問題は、決して他人事ではないはずでしょう。そしてこれも大事なことですが、痛みさえコントロールできたなら、がんというのは決して怖い病気ではありません。

がんの痛みに最も効果的な薬はモルヒネだと、ぼくは事あるごとに言ってきました。しかし世間一般の常識ではまだ、モルヒネは怖い薬だという思い込みが強く、それを払拭するのは簡単じゃありません。けれども、モルヒネに関する思い込みや誤解の多くは、薬の性質自体よりも、その使い方の誤りにもとづくものなのです。適用量を知って正しく使えば、何度も言うように〝魔法の薬〟としてすばらしい力を発揮してくれます。

モルヒネに関する真実については、前著『痛みよ、さらば』の中で詳しく述べたので、ここでは繰り返しません。その代わりと言ってはなんですが、痛みの評価のしかたとそれに対するモルヒネ適用量の出し方について、簡単にご説明してみましょう。これはもちろん医療者の方々に伝えたい内容なので、一般読者の方には少し専門的すぎるかもしれませんが、知識として知っておくのも悪くないと思います。

Aさんも Bさんも、痛みを完全に和らげるために必要なモルヒネの量は、病院にいたころのそれと比べて三倍～一〇倍近かったと言いましたね。では、ぼくがその適用量をどうやって出したか、お話ししましょう。

まずは痛みに関するご本人の訴えを詳細に聴きます。痛みにはいろんな種類があり、その出方もさまざま。炎症性の痛み、神経性の痛み……それぞれに対して、効く薬もまた異なってきます。

そのうえで、モルヒネで対処できる痛みだと判断したなら、即効性のモルヒネをその場でまず内服してもらいます。そして、その作用時間から求める適用量を割り出すわけです。

モルヒネに代表される、医療用麻薬のことを「オピオイド」と呼びます。強力な鎮痛薬として知られているこのオピオイドが体内に吸収されると痛みがなくなり、時間が経って代謝されると再び痛みが出始めます。

そしてここが肝心なのですが、のんでから効き始める時間と、効果が持続する時間というのは、あらかじめわかっているのです。これはオピオイドに限らず、市販されている薬のどんなものであっても、次の三つのデータは調べがついています。

①服用してから血液中に薬物が出てくるまでの時間――「ラグタイム」といいます。これは、のんでから効き始めるまでの時間と考えても差し支えありません。

②服用後、薬物が最高血中濃度（Ｃｍａｘ《シーマックス》）になるまでの時間――「Ｔｍａｘ《ティーマックス》」といいます。

③Ｃｍａｘから半分の血中濃度まで下がるのに要する時間――「半減期」といいます。半減期を過ぎると薬の効果を感じにくくなるので、これは作用持続時間と考えてもいいでしょう。

たとえば即効性の塩酸モルヒネの場合、ラグタイムはおよそ十五分、Ｔｍａｘは約一時間、作用持続時間は四から五時間です。したがって、三十分経っても効いてこなかったり、効果が一、二時間しか持続しないような場合は、Ｃｍａｘが低い――つまり投与量が不足していることを意味しているのです。

では、実際にぼくがどうやって患者さんの投与量を決めているかというと、まずモルヒネを内服してもらい、一時間後つまりＴｍａｘの時点で痛みの具合を尋ねます。そのときにまだ痛みが残っているなら、すぐ追加内服してもらうのです。Ｔｍａｘを過ぎれば血中濃度は下がっていくので、それ以降に痛みが和らいでくることは期待できませんからね。

患者さんはベースとなる持続性のモルヒネを常時使用しているわけですが、それでもときどき突発的な痛みに苦しめられることがあります。こうした突発痛に対しては、〝いざというときの助っ人〟という意味で「レスキュー」と呼ばれる即効性のモルヒネを使います。ベースで使用しているモルヒネに、レスキューとして使ったモルヒネの一日の総量を加えていく。そして最終的にはそこから、レスキューをほとんど使わないで過ごせる最少のベース量を求めるわけです。この一連の作業を「タイトレーション」と呼びます。

ところが実際には、こうした痛みの評価法やモルヒネの正しい使い方を知っている人が、病院現場の医療者の中にほとんどいないのですね。だから、入院したのに痛みを取ってもらえなかったと嘆く患者さんがあとを絶たない。ひどい例では、ベースとしてモルヒネを使っているにもかかわらず、オピオイドより鎮痛作用の弱いボルタレンという消炎鎮痛剤をレスキューにしている病院もありました。レスキューの役割はあくまでもオピオイドの血中濃度を上げることなのに、これじゃまったく無意味です。

いずれにせよ、患者さんの痛みを完全に取るには、タイトレーションの作業が欠かせないと言えるでしょう。

これまで述べてきたことから推察していただけるでしょうが、患者さんが痛みが取れないと訴える場合、ほとんどはモルヒネの絶対量が足りないことが原因です。痛みの強さと、それを取るために必要なモルヒネの量は、みごとに相関します。つまり、少しでも量が足りなければ絶対に痛みは取れません。そんな大量のモルヒネがないと除けないほどの痛みを抱えたままでいることが、どれほどつらいか……ここまで読んでくださった皆さんなら、想像できるでしょう。

　死んだほうがましだと思わせるほどの痛みを、専門的施設であるはずの病院で和らげてもらえない。だから患者さんたちは怒るんです。怒って絶望するんです。ぼくは自分が耐え難い痛みを経験しただけに、そんな患者さんの苦痛をほっておくことは断じてできません。けれども、事の重大さに気づかない医者があまりに多すぎる。患者さんの怒りの本当の原因を探ろうともしないで、〝厄介者〟とか〝気難しい人〟とかいうレッテルを貼ってしまう。この実態をなんとかしたいと、ぼくは今、切実に考えています。

「在宅ホスピス・とちの木」で使っているモルヒネはハンパじゃありません。ぼく一人で一〇〇人の患者さんに対して使うモルヒネの量は、六〇〇床の病院が一年間に使う総量よりも多いのです。今までで一番多く使った患者さんの場合、一日に一四〇〇〇ミリグラムのモルヒネを注射していました。これは、内服薬に換算すると四二〇〇〇ミリグラムという、とてつもない量です。ぼくが、一日六〇ミリグラムのモルヒネですむ痛みにヒイヒイ言ったことを思い出してもらえれば、どれほどの激痛か想像がつくでしょう？

　このときはさすがに、栃木県内に備蓄してあったモルヒネが底をついてしまい、県外から取り寄せてもらうことになりました。

「お願いだから早く持ってきて！　明日の朝じゃ間に合わない。輸血用の血液だって、足りなくなったらよそから取り寄せるでしょ？　患者さんの命がかかってるんだよ！」

こんなふうに製薬会社の人を拝み倒して（というか、半ば脅して）持ってきてもらったのですが、何しろ山奥に住んでいる患者さんだったので、事務所とのあいだを、モルヒネ入りの段ボールを抱えて三往復する羽目になりました。ここまでしないと取れない痛みというのが、実際に存在するんです。

たとえば、骨盤の神経叢ががんに侵されてしまうと、耐え難い神経性の痛みが脚に出ます。それでも、痛みがあるあいだはいくらでも量を増やせるのがモルヒネの最大の長所ですから、とにかく痛みがなくなるまで増量します。落ち着くまでは眠気が出たりすることもありますが、血中濃度が一定になれば、こうした副作用はたいてい消失します。

ただ、薬の量が多くなると、それを代謝する肝臓や腎臓の負担も大きくなるわけですから、増やさなくてすむのなら、もちろんそれに越したことはありません。しかし、残された時間が限られている患者さんに対し、肝機能や腎機能の低下というリスクを考えてどうなると思いますか？　痛みはあらゆる希望を奪い、人格をゆがめてしまう悪魔です。「何も要らないから、とにかくこの痛みを取ってほしい」というのが、ほとんどすべての患者さんの切なる希望なんじゃないでしょうか。

　こうしたモルヒネの使い方は、教科書には確かに書かれています。でも投与量が多くなった場合、その量のモルヒネを使ったことがないと、投与するのが恐いのです。ぼくや看護師さんが高用量のモルヒネを自在に使用できるようになったのは、実地での体験から得たものです。

　病院で勤務している場合と違ってぼくには後ろ盾がないし、患者さんのお宅へ往診に行ったなら、「ちょっと失礼、調べて出直します」と逃げる場もない。トラブルを解決して目の前の患者さんの苦痛を和らげない限り、絶対に帰ることができないのです。そのプレッシャーたるや、筆舌に尽くしがたいものがあります。

　とはいえ最初のころは、もちろんぼくもおっかなびっくりでしたよ。患者さんにモルヒネを注射しながら、

「もしかして、この一本を打ったら最後、呼吸が止まっちゃうんじゃないか……そうなったらどうしよう……」

　と考えてヒヤヒヤしたことも、一度や二度ではありません。「ああ、楽になりました。ありがとうございます」と言われて初めて、「そうか、このくらいまで使ってちょうどよかったん

だ」と確認し、ホッとする。そんなことの繰り返しでした。

こうした経験の積み重ねがないと、モルヒネの適用量というのはなかなか割り出せないものかもしれません。それでも、がん治療をおこなっている病院の医者なら、誰もがせめてモルヒネの性質と、その使い方の基本は知っておくべきでしょう。

また、モルヒネは末期のがんに使うものという考えが根強いようですが、痛みがあるなら初期の段階から使うべきです。ただし抗がん剤治療中は、普段にも増して適用量を慎重に調整しなければなりません。抗がん剤でがんが小さくなれば、痛みも当然弱まるため、モルヒネの量もそれに合わせて減らす必要があるからです。したがって、緩和ケア病棟以外のところでモルヒネを使用する場合はとりわけ、患者さんの痛みの出方を細かく観察する必要が出てきます。患者さんと医者との密なコミュニケーションが欠かせないわけです。

そう考えてみると、ぼくの短絡的な持論ですが……モルヒネを適正に投与するには、痛みを正確に評価しなくてはなりません。つまり言い換えると、痛みを正しく評価するコミュニケーション能力がないと、モルヒネを適切に使用することができないのです。

飛行機のシートベルトみたいに——後藤先生の戸惑い

前の章では、モルヒネに代表される医療用麻薬「オピオイド」について話をしましたね。オピオイドの鎮痛作用は、ＮＳＡＩＤｓ（非ステロイド性抗炎症薬）と呼ばれる一連の消炎鎮痛剤――アスピリンやインドメタシンといった、薬局でも手に入るいわゆる普通の痛み止め――のそれとはかなり異なります。

ＮＳＡＩＤｓには「有効限界」というリミットがあるため、ある一定の量を超えて服用しても効果は上がりません。そして副作用だけが大きくなっていきます。ところが、オピオイドには有効限界がない。だから、痛みが続いているあいだであれば、いくらひどくなっても、その分モルヒネを増やしていくことができるのです。それが痛み止めとしての最も優れた点なのですが、逆に言うと、痛みが消えるまで十分な量を使わなければ、モルヒネの真価は発揮できません。

なのにどうして、医療現場では少ない量しか使われていないのでしょうか？

それはおそらく、副作用に対する恐怖が拭えないからでしょう。もちろんどんな薬にも副作用はつきものですが、モルヒネの場合、副作用の実態やその対処法をほとんどの医師が正しく理解していないようです。モルヒネで麻薬中毒になると考えている医者はさすがにもうあまりいないと思いますが、副作用コントロールの難しさから二の足を踏んでしまい、ついおそるおそる少なめに使っているというのが実情ではないでしょうか。

前著の中でも詳しく書きましたが、モルヒネのおもな副作用には次のようなものがあります。

・眠気
・吐き気
・便秘
・かゆみ
・呼吸抑制
・せん妄

このうち、医療者が最も怖がる副作用は、呼吸抑制――つまり呼吸が止まってしまうことでしょう。

痛みを取るのに必要な量のモルヒネを投与した場合、確かに呼吸が遅くなることがあります。しかし、息の根が止まってしまうほどの呼吸抑制というのは、鎮痛量の一〇倍もの量を一気に使わなければ生じません。また、痛みがあるあいだは呼吸がどうしても速くなりますから、胸を動かす筋肉が酸素をよけいに消費してしまいます。ですから呼吸が遅くなったほうが、かえって血液の酸素飽和度（のちの章で詳しく述べます）が改善することをしばしば経験します。要するに省エネ呼吸になるのでしょう。

もう一つ、現場の医者がビビってしまうモルヒネ独特の副作用に、「せん妄」というのがあります。幻覚や幻聴、おかしな言動などが見られるようになった患者さんを前にすると、最初は誰でも戸惑ってしまうでしょう。それはどんなベテランの先生でも同じことです。

では、そんなベテラン医師の戸惑いを目の当たりにしたときの話をしましょう。それは、「在宅ホスピス・とちの木」の母体である「とちの木病院」でのエピソードでした。

＊＊＊＊＊＊＊＊＊＊＊＊＊＊＊＊＊＊＊＊＊＊＊＊

「さあ……また麻雀ゲームでもやるかなあ」

ぼくはお昼ごはんを食べ終えると、おもむろに立ち上がってラウンジへと向かった。我が「在宅ホスピス・とちの木」の事務所は、母体である「とちの木病院」の職員寮の一室にある。

患者さんのお宅へ移動中でない限りは、「とちの木病院」の職員食堂で昼食をとるのが、ぼくの日課となっている。

ところで、ぼくの食べるスピードは看護師さんたちの比じゃあない。筋金入りの早食いなのだ。何せ、脳神経外科医の時代に身についた〝職業病〟みたいなもんだからね。ぼくのリズムに合わせていたら、看護師さんたちはゆっくり休憩することもできなくなる。というわけで、彼女たちにそれなりの昼休みを取ってもらうためには、食べ終わったあとにぼくが何とかして時間をつぶさなくちゃならない。そこで思いついたのが、医局のラウンジに置いてあるコンピューターで麻雀ゲームをすること。積み上げられた麻雀パイを崩していくだけという非常に単純なものだが、暇つぶしにはもってこいなのだ。

以上、長々と述べてきたのが、ぼくがこのゲームに熱中している表向きの理由です。ははは。

さて、この日もそうやっていつものようにコンピューターに向かっていると、「とちの木病院」の名誉院長である後藤先生が、立派なヒゲに手を当てて話しかけてこられた。

「いやー渡辺くん、ご苦労さん。また先生に紹介した患者さんの家族が、ぼくのところへ話をしに来てくれたよ。みんなやっぱり、自分の家がいいんだねえ。ところで、実は困っていることがあるんだ。ちょっと相談したいんだけど……」

後藤先生は、泌尿器科のお医者さんだ。ときどき、うちのホスピスに前立腺がんや腎臓がんの患者さんを紹介していただくことがある。そんなふうに紹介された患者さんをぼくらが看取ったあと、葬儀も終わって少し落ち着いたころに、遺族の方が後藤先生のもとへ挨拶に訪れることも多いらしい。そんなとき、決まってこう言われるそうだ。

「おかげさまで最期まで痛みもなく過ごせたうえ、自宅で看取ることができました。本当によかったです」

こうした遺族の言葉が、後藤先生の胸にも響いていたようである。そんな経緯もあって、普段からよく話をさせていただいている。ぼくは麻雀ゲームの手を止めて、名誉院長の相談事とやらに耳を傾けることにした。

「後藤先生、何かお困りなんですか?」

「うん。いまぼくが担当している患者さんなんだが、前立腺がんが骨に転移してしまって、痛みが強くなってきたんだよ。そこで、渡辺くんに教わったようにモルヒネを増やしていったら、かなり痛みは和らいできたみたいなんだ。でも、なんだか話が混乱するようになって、コミュニケーションをとるのが難しくなっちゃってね……『誰かがそこに立っている』みたいなことを言い出したり。そうなってくると、家族が不安がってさ。モルヒネをたくさん使ったから、頭がおかしくなっちゃったんじゃないかって。だから、投与量を減らさなくちゃいけないかと思ってるところなんだ」

この話を緩和ケアの専門家が聞いたら、「せん妄」状態が出ているだけのことだと、すぐに判断できる。しかし緩和ケア医以外の医師が自分の専門分野の仕事をしながらでは、たとえ痛みに関する教科書をひと通り読んだとしても、見慣れない副作用に戸惑うのは当たり前のことだろう。後藤先生のようなベテランといえども、ご自分がかつて経験したことのない「せん妄」状態を前にしたら、患者さんや家族に対して、「大丈夫ですよ。これは単なる副作用の一つですから、このように対処すれば乗り越えられます」と胸を張って説明することはできないと思う。

それはたとえば、普通乗用車の運転免許でレーシングカーに乗ろうとするようなものかもしれない。普段運転している車と理屈は一緒だと頭ではわかっていても、アクセル、ブレーキ、ステアリング、スピードの感覚などは、実際に何度も乗ってみなければ会得できないはずだ。本を読んだだけでは、なかなか乗りこなせないだろう。

ぼくは後藤先生にこう答えた。

「それは『せん妄』で、モルヒネの副作用ですね。別に怖い副作用じゃありません。飛行機にたとえれば、巡航高度を飛行中に、乱気流が発生したみたいなもんですかね」

「飛行機？」

「ええ。患者さんがモルヒネをのみ始めた時期というのは、飛行機が離陸してから水平飛行に入るまでの状況とよく似ていると思うんです。離陸直後って飛び方が安定しないでしょう？患者さんも同じで、のみ始めてしばらくのあいだは体がモルヒネに慣れていないから、さまざまな副作用が出るんですね。だけど、モルヒネの投与量が痛みを止めるのに必要な一定の量に達すれば、飛行機が巡航高度に達して水平飛行に入ったときと同じように、体が慣れて状態が安定して、副作用もおさまってくる場合がほとんどなんです。だからそれまでのあいだは、特に気をつけて副作用対策をしてあげなければいけないんですよ。ちょうど、巡航高度に達するまでのあいだは、必ずシートベルトを着用しなければならないのと同じですね」

「ふうん、なるほどね……。ということは、安全な水平飛行に入るためには、ある程度の高度に達する必要があるというわけか」

「さすが後藤先生、そのとおりです！　巡航高度に達して水平飛行に入ったら、シートベルトを外してトイレにも行けるし、ほとんど揺れないから飲み物や食事も楽しむことができるでしょう？　そのころにはたぶん自動操縦に入るでしょうから、パイロットだって、昼寝とおやつ付きでのんびりできるんじゃないですかねえ？　実際に見たことはありませんけど」

「そういうことか。巡航高度に達するには――つまり、患者さんの体がモルヒネに慣れるまでには、普通どれくらいかかるもんなの？」

「一週間から十日といったところでしょうかね。そのあいだに予測される副作用については、それぞれ対処法があります。たとえば吐き気が出る患者さんもいますが、ちゃんと効く薬をモルヒネと一緒に使えば、ほとんど気にならなくなりますよ。モルヒネによる吐き気に対しては、一般的に使われている吐き気止めなんかじゃ効きませんけど、メイジャー・トランキライザーがすごく有効なんです」

「メイジャー・トランキライザーって、精神科の薬？」

「ええ、統合失調症なんかの治療に使うものですね。モルヒネは脳の嘔吐中枢に直接作用するんで吐き気が起こるんですが、トランキライザーにそれを阻止する効果があるんでしょう。でも、このことを知らないお医者さんは、患者さんに吐き気が出た場合、自分の処方した吐き気止めが効かないとわかった時点で、モルヒネをやめちゃうんですよ。そうなると患者さんは悲惨です。痛みは取れないのに、副作用だけはしばらく残るんですからね。これはいわば、痛みのない希望に満ちた目的地へ行くため離陸したのに、回避可能なほんの些細な機体トラブルのせいで飛行場に戻ってきてしまうようなもんです」

「そうか。で、さっき、せん妄状態というのは水平飛行に入ってからの乱気流だと言ってたね?」

「そうですね。実はせん妄にも、先ほどお話ししたメイジャー・トランキライザーがよく効くんですよ。これを一緒に使えば、大きな乱気流――つまり、ベッドからふらふら歩き出して転んでしまうような活動性のせん妄でも対処可能ですから、モルヒネを減量する必要はまずありません。こうして無事に乱気流を通過したなら、再び快適なフライトが続けられるというわけです」

「なるほど。下手にモルヒネの投与量を減らしたりすると、かえって患者さんを苦しめてしまうことになるんだね」

「そうなんですよ。飛行機に乗っていて乱気流を乗り越えるときには、たいていアナウンスが流れますよね。パイロットかスチュワーデスが――いや、今はキャビン・アテンダントって呼ぶのかな?――とにかく、乗務員が『まもなく飛行機は気流の悪いところを通過します。水平飛行中でも機体が揺れますので、席についてシートベルトをお締めください』なんて知らせてくれるでしょう? あれと同じように、今の状態を医療者側が患者さんにきちんと知らせるべきなんですよ。というより、モルヒネを投与する前に、考えられる副作用とその対処法について、あらかじめ説明しておく必要があると思うんです。そうすれば、患者さんや家族も戸惑ったり不安になったりすることもないでしょう」

「わかった、やってみるよ。ありがとう！」

後藤先生はうなずきつつ、ぼくのほうへ笑顔を向けると、ラウンジをあとにされた。その後ろ姿を目で追いながらぼくは、調子に乗ってエラそうなことを言ってしまったと、ちょっぴり反省した。大先輩に向かって、医療者のあるべき姿を説くなんて……。

しかし、モルヒネの使い方や副作用への対処のしかたなどは、どんなに権威のあるお医者さんでも知らないことのほうが多い。ぼくだって、緩和ケアに専門的に取り組むようになっていなかったら、たぶん同じだっただろう。少なくとも今から二十五年前、ぼくが医学生だったころには、がんの痛みに対するモルヒネの使い方を教えてくれる授業などなかったのだから。

とはいえ、医師というのはけっこうプライドの高い人種である。自分の知らないことを年下の医者にきくなんて考えられない、という人がたくさんいるのだ。そんな中で後藤先生は、つまらないプライドに縛られることなく、下っ端のぼくにモルヒネのことを尋ねてくれた。患者さんのことを本気で考えていればこそ、だと思う。

「いいお医者さんだなあ、後藤先生は……」

深く感じ入りつつ、ぼくは再びコンピューター画面に目を移した。あれ？　麻雀ゲームがタイムオーバーになっちゃってる……。気がつけば、もう昼休みも終わりだ。さあて、仕事に戻るとするか。

＊＊＊＊＊＊＊＊＊＊＊＊＊＊＊＊＊＊＊＊＊＊＊＊

いかがでしょうか。モルヒネの使い方というのはこのように、たとえ大きな病院の著名な医師でも精通しているとは言えないのが現状です。緩和ケアの世界ではほぼ常識ともなっている、痛みに関する知識が、名医とあがめられるような偉い先生たちの間にさえ浸透していない――にわかには信じられないかもしれませんが、これが世間一般の病棟における現実なのです。

さて、大切なことなので繰り返しますが、痛みがなくなるところまでモルヒネの投与量を増やしていくときには、いくつかの関門があります。ここでもう一度、モルヒネの副作用について簡単に説明しておきましょう。

まずはじめに現れる副作用は、眠気です。これは覚えておいてほしいのですが、モルヒネを使うとかなり眠くなります。薬にもともと催眠作用があるのに加え、痛みのせいで眠れないということがなくなるから、というのもあるでしょう。そう考えたならあまり心配いらないのですが、患者さん本人も家族も「このような眠気がずっと続くのか？　もしかしたら、眠ったままになってしまうんじゃないか？」という不安を抱くようです。しかしもちろん、眠りっぱなしになることはありません。飛行機が〝巡航高度〟に達すると――つまり、モルヒネのベース量が一定になると――だいたい一週間から十日で耐性ができます。だから、それまでの辛抱です。飛行機が〝水平飛行〟に入ったなら、ほとんどの場合、眠気は改善されます。

次に、吐き気について。これはおよそ半数の人に現れる副作用ですが、先ほど述べたように、統合失調症などの治療に使われるメイジャー・トランキライザーが大変よく効きます。眠気と同じく、この吐き気に関しても、また、かゆみなどの副作用に関しても、モルヒネ服用を続けるうちに耐性ができるので、一週間から十日で気にならなくなります。

その次は、便秘です。これはほぼ一〇〇パーセント起こる副作用で、しかも耐性ができないため、常に対策が求められます。したがって、モルヒネを服用している間はずっと、下剤を一緒にのまなくてはなりません。苦しむことなくスムーズに排便できるようになるまで、下剤の量を調整する必要があります。

呼吸抑制については前にも述べましたが、適正な鎮痛量を投与している限り、心配することはありません。

最後に、せん妄について。これも前に述べたように、メイジャー・トランキライザーが解決してくれます。実はこのメイジャー・トランキライザーについても、モルヒネと同様、うちのホスピスで使う量はハンパじゃありません。しかしこれもすべて、実地での経験則から得た適正量なのです。

それでは、これらの副作用を恐れて、少なめにモルヒネを使っていたら……どうなると思いますか？　いいことは一つもないんです。痛みが取れないのはもちろんですが、弊害はそれだけではありません。

たとえば、ある患者さんの痛みを取るためのモルヒネの適用量がわかっているとしましょう。便秘の症状はこの適用量の二パーセントを使った時点で、吐き気は一〇パーセントを使った時点ですでに現れます。つまり、適用量以下で使っていると、痛みは取れないのに副作用だけが起こることになるのです。

「モルヒネをのんでいたのに効かなかった」「副作用がきつくて、我慢できなかった」というのはたいていの場合、こうした経緯で副作用対策が不十分なままモルヒネの投与量を減らしたり、服用を中止したりしてしまった例だと思います。

ぼくはここでもう一度、声を大にして言いたい。がんの痛みに最も効果的な薬は、モルヒネです。がんが日本人の国民病になったかのように思われるいま、モルヒネの副作用やその対策については、もはや医療者だけでなく、一般の人々にも多く広めなくてはならないことだと思っています。

飛行機に乗ったら、シートベルトをする――これはもう、ほとんど国民の常識ですよね。離陸前には必ず、美人のキャビン・アテンダントたちが満面の笑顔で、非常口の説明や救命胴衣の使い方などとともに、シートベルトの着用を身ぶり手ぶり交えて説明してくれます。そのおかげで、初めて乗るという人を除いては、「飛行機に乗ったらシートベルト」が当たり前になっています。これほど周知徹底されているのは立派です。

ぼくは思っています。飛行機のシートベルトみたいに、モルヒネの使い方や副作用の対処法も、国民の常識になるべきだと。いや、笑い話じゃなく本気で願っているのです。それを実現可能にするため、いろんなところで行動しているんだと言ってもいいかもしれません。この本を書いたのも、もちろんその一環です。

病院での勉強会や大学での講義を通じて、あるいは患者さんの家族や親しい人たちに対して、自分の伝えられる範囲にはこれまで極力伝えてきました。それでもまだ十分ではありません。願わくば、この本を読んでくださっている皆さんも、ぜひモルヒネの正しい知識をいろんな人に伝えてください。

一番問題なのは、現場の医師が痛みに無関心であることですが、これはひとえに、痛みを取ることが社会的評価の対象となっていないからです。だから医者が興味を示さない。けれども、医者って決してバカではありません。やろうと思えば絶対にできるんです。

地道なやり方ではありますが、痛みを取ることの意義が口コミで広がっていったなら、世間的な評価も得られるでしょう。日本人というのはよくも悪くも、風が吹けばみんな同じ方向へなびくところがありますから、流れができれば緩和ケアへの興味が深まっていくとぼくは信じています。

日本全国、どこの病院へ行っても確実に痛みを取ってもらえる――そんな日が実際にやってくるまで、ぼくの歩みは続きます。

食べられないのは悪いこと？——Cさんの場合

また突然ですが、あなたは風邪を引くと、食欲がなくなるほうですか？

どんなに体力のある人でも、風邪の引き始めというのは気分がすぐれないものです。食欲だって、普通はなくなります。そんなとき、家族やまわりの人間から「風邪を治すには、しっかり栄養をつけるのが一番」とか「食べないと元気が出ないよ」などと、やいのやいの言われたら、励ましの言葉だとわかっていてもウンザリしてしまいませんか？

病気で体が弱っているならば、すみやかに栄養補給すべし――これは、世間一般ばかりでなく、医師のあいだでも広くまかり通っている常識でしょう。また、口から食べ物がとれない状態になったなら、点滴で必要なカロリーを補うべきだというのも、共通の理解であるように思います。しかし、がんの進行によって栄養障害が進み、体が弱ってきた患者さんに関しては、この常識は通用しないことが多いのです。

現在の日本の医学界で、緩和ケアというのはまだ専門分野になっていないため、医学部を卒業してすぐに緩和ケア医になる医師はいません。どんな人もどこか別の科にまず所属して――

ぼくの場合は脳神経外科でしたが――臨床経験を積むわけですね。そこでは実際の診察や検査などを通して、人間の体に生じるさまざまな病的状態を評価して診断を下し、治療していきます。そして患者さんの治療については、科学的に証明されている最善の方法を用いておこないます。

この「科学的に証明されている」ことを、医学界では一般に「エビデンス」と呼びます。正確には「ＥＢＭ（Evidence Based Medicine）」――つまり「明らかな根拠にもとづいている医療」を意味するものです。

いま医学部で学ぶ学生のほとんどは、大学での教育段階から、こういった科学的な考え方を植えつけられます。そして卒業し、医師としての日々の業務に没頭するうち、エビデンスの重要性をしっかり叩き込まれてしまいます。こうして出来上がる科学的な考え方を、「イシアタマ」と呼ぶことにしましょう。これは〝医師頭〟であると同時に〝石頭〟でもあります。

緩和ケアの世界に足を踏み入れて以来、それまで二十年以上も変わらなかったぼくの「イシアタマ」は、確実に変化してきました。多くの患者さんの表情を真剣に見つめ、その言葉の意味するところを真摯に聴き取り、本気で看取りまでお付き合いさせてもらった結果、石のようにガチガチに凝り固まっていた考えが、きれいさっぱり打ち砕かれたのです。それはもう、小気味よいくらいに。

とりわけ、患者さんが病院から自宅へ帰り、家族の生活が本来の生活環境に戻ったとき、その場に平穏で楽しげでくつろいだ空気が生まれる――そのことが、ぼくの心に大きな影響を及ぼしました。「イシアタマ」が患者さんの笑顔によってかち割られ、あるいは患者さんの言葉によって揉みほぐされ、すっかりフワフワになってしまったかのようです。言ってみれば、「イシアタマ」から、緩和ケア用の「柔らかアタマ」に進化したんですね。

緩和ケア用の「柔らかアタマ」で考えると、いままで常識だと思っていたことが、ことごとく覆されるようになります。まずは、それをぼくに実際に示してくれた、ある患者さんのエピソードを聞いてください。

＊＊＊＊＊＊＊＊＊＊＊＊＊＊＊＊＊＊＊＊＊＊＊

「渡辺先生、おはようございます。また、とっておきのやつをお願いしますよ……」

今朝もCさんは、ベッドの上に起き上がり、穏やかな笑顔で待っていてくれた。ぼくはこのところほとんど毎日のように、Cさんのお宅へ〝とっておきのニンニク注射〟を打ちに通っている。

Cさんは八十五歳の男性患者さんだ。あるとき、肩の痛みを訴えてとちの木病院を受診したところ、思いもかけない診断を下されたという。末期の肺がんで、余命は一カ月。高齢だし手術はすでに不可能だが、すぐ入院が必要であると――。

ところが医師からそれを聞かされたとき、同行していた奥さんは、おもむろにこう宣言したのである。

「あとひと月の命なら、入院はさせたくありません。家で主人と二人、静かに暮らします」

この言葉に驚いた医師は、即座にきき返した。

「在宅治療ということですか？　失礼ですが、そのお年でですか？」

「そうです」

奥さんはCさんと同い年である。進行がん患者さんの管理は甘くない。医師としてはおそらく、老老介護で共倒れになりかねないと心配したのだろう。しかし、そのとき一緒にいた息子さんや娘さんたちが、「私たちも精いっぱいサポートしますから」と口々に告げたため、最後には医師もこう言ったそうだ。

「わかりました。Cさんがそうおっしゃるのなら、とちの木病院が全面的に面倒を見させてもらいます」

といういきさつで、ぼくのところへ話が来たわけである。いや、病院から連絡が入るその前に、Cさんの奥さんが直接うちの事務所を訪ねてきたのだ。あいにくぼくは留守だったため、そのときはお目にかかれなかったのだが、あとでお宅を訪問したときにこんな話をしてくれた。

「とちの木病院から渡辺先生を紹介していただいたとき、もうホントにびっくりしたんですよ。だって私、先生のご本も読ませてもらったし、新聞記事やテレビも見たし、よーく存じ上げてましたからねえ。渡辺先生に診ていただけると聞いて、思わず言っちゃったんです。『えっ、あの有名な先生が、こんな庶民の家に来てくださるんですか?』って」

そう言ってケラケラと笑う奥さんは、とても御年には見えない、若々しくて元気なおばあちゃんだ。この奥さんをはじめ、離れて暮らす息子さんと娘さんも、Cさんが自宅で療養できることを心から喜んでいた。

Cさんの場合、痛みはさほどひどくなかったのだが、がんがかなり進行していたため、最初はむくみが出ていた。これは、水分の通り道であるリンパ管ががんでせき止められてしまうために起こる、リンパ性のむくみである。タンパク質の不足によって起こるものと違ってこのタイプのむくみは、残念ながら、がんがそこにある限り完全に取り除くことは難しい。それでも、病気の進行につれて食欲がなくなり脱水傾向になると、むくみは徐々に引いてくることもある。また再び少し食べられるようになることもしばしばある。

ところがCさんは、むくみが取れ始めても、いっこうに食欲はないままだった。病気の進行に伴い、体重もどんどん落ちていく。ついには手も足も折れそうなくらい細くなり、ベッドから起き上がるのもつらくなってしまった。

「さて、どうしたものか……」

悩みに悩んだ末、ぼくが思いついたのは、ホルモン剤であるステロイドを注射することだった。プレドニンという名の最もポピュラーなステロイドを一〇ミリグラム、それとビタミン剤を生理食塩水に混ぜて、Cさんに注射してみたのである。最初のとき、

「先生、これは何の注射ですか？」ときかれたので、こう答えておいた。

「とっておきのニンニク注射です。元気が出るかもしれませんよ」

そして、翌日の午後。なんと、前の日まで息も絶え絶えだったCさんが、笑顔でベッドの上に座っているではないか！　奥さんがうれしそうに言う。

「今日は天気がよかったので、午前中、庭の草むしりをしてたんです。そうしたら主人が、ベッドから起き上がって、庭まで下りてきたんですよ。そこへ孫夫婦がお見舞いに来たんですけど、

そうとう具合が悪いと聞いてた病人が、庭へ出て椅子に座ってるもんだから、まあ驚くこと驚くこと。主人ったら、『お前たちも手伝え』と言って、物置から鎌を持ち出してきて……。お見舞いに来て草むしりさせられるとは思わなかったって、みんなで大笑いしましたよ」

気休め程度のつもりだった〝どっておきのニンニク注射〟が、これほど効果をあらわすとは、ぼく自身予想もしていなかった。病院に勤務していたころは、ステロイドやビタミン剤を点滴で使うことはあっても、効果がほとんど実感できなかったからだ。

点滴の場合、少なくとも五〇〇ミリリットルから一リットルくらいの液の中に薬を混ぜることになる。そのせいか、同じ量の薬を使っていても、注射ほどの効果は感じられなかった。理由はいまならわかるのだが、水分が多すぎると、点滴することでかえって心臓や腎臓に負担がかかるからなのかもしれない。

自宅療養だと点滴装置を用意するのは難しいってことで、苦肉の策としてワンショットの静脈注射という手段にしたのだが、二〇ミリリットルから三〇ミリリットルくらいの少ない水分量だったので、うまくピンポイント的に効いたのだろう。まさにケガの功名だ。それにしても、たいして自分も期待していなかっただけに大成功の感がある。ステロイドがこんなにありがたい薬だとは思わなかった。

以来、ぼくはこの注射に〝タガコ・カクテル〟という名前を授けることにした。いちいち「プレドニン一〇ミリグラムとビタミン剤と生理食塩水の注射」などと言うのはわずらわしい。そこで、これをいつも用意してくれるタガコさんに敬意を表して名付けたのである。ちなみに、プレドニンを二〇ミリグラムに増量する場合は「タガコ・カクテル、ダブルでお願い！」と注文するようにしている。

〝タガコ・カクテル〟は手作りの桐箱に入れて、往診カバンと一緒にCさんのお宅へ持っていく。この桐箱、実はぼくが趣味でやっている茶道の茶杓を入れるために作ったものだが、注射器を入れるのにちょうどいいサイズなのだ。桐箱で運んでいると、いかにも立派で効きそうな薬に見えるでしょ？　そんなところも気に入っている。

前にたまたま、ぼくがこの桐箱を手にしているところがテレビで放映された。その翌日、さっそく従兄弟が電話してきた。

「クニちゃん、見たぞ見たぞ、テレビ！　なんかすごいお土産もらってきてたなあ……ほら、桐の箱に入ってたやつ。中身は何だったの？」

というわけだ。高価な贈答品だとでも思ったのだろう。困ったやつだね。

さて、こうして〝タガコ・カクテル〟によって元気を取り戻したCさんだが、いきなり普通の人と同じレベルまで回復したわけではもちろんない。ベッドに寝たままだったのが起き上がって座れるようになったとか、食卓まで出てこられるようになったとか、その程度の元気である。

とはいえ、自分の足で歩くことも椅子に座ることも、普段の生活ではまったく当たり前だが、Cさんのような病状の患者さんにとっては、もう著しい進歩だ。そして看病する家族にとっては、こんなふうにちょっとしたことが、またとない救いになるのである。

病人と四六時中一緒にいる家族にしてみれば——まして、その居場所が自宅である場合には——どんなに些細な変化もすぐにわかるものだ。しかし、この些細な変化というのは、病院にいたらなかなか気づかない。患者さん本人も、自分の家だからこそベッドから下り、足で歩いて食卓まで行ってみようという気にもなるんじゃないだろうか。

いずれにしても、がん終末期の段階で、ほんの少しでも気力を取り戻した病人の口から「○○が食べたい」という言葉が出ると、家族にとっては本当にうれしいものだろう。その意味で〝タガコ・カクテル〟は、家族を安心させるための薬とも言えるのだ。Cさんもすっかり日課となった〝ニンニク注射〟を心待ちにしつつ、ときどきは奥さんに食べたいものをリクエストしたりしていた。

「主人は先生に注射していただくと、もうたちまち元気になるんですよ。それまでは、私が『何か食べる？　どこか痛いところない？　体をさすってあげようか？』なんてきいても、『いや、いい……』と力なく答えるんですけど、注射のあとはとても明るくなって、笑うことが多くなるし。そんな主人を見てるのが、いまは私の生きがいなんです」

奥さんの言葉を聞きながら、ぼくはちょっと気になったことを質問してみた。

「Cさん、体にあちこち絆創膏を貼ってますよね。ぼくがお伺いするたびに、絆創膏の数が増えてる気がするんですが……どうしました？」

すると奥さんが弾けたように笑い出した。

「あっはっはっは！　実はね、脱走事件起こしちゃったんですよ。こないだ、子どもたちの家族もみんな集まって、我が家で味噌作りをやってたんです。そしたら主人が突然起きてきて、宇都宮にある床屋さんまで行くって言い出して。もちろん、とんでもないってみんな止めましたよ。で、いったんはおとなしくベッドへ戻ったと思ったんですけど……」

話によると、味噌作りが一段落してから気がついたとき、Cさんのベッドはもぬけの殻だったという。どうやって最寄り駅まで行ったんだろう、途中で倒れてるんじゃないか、階段上がれずにしゃがみ込んでるんじゃないか……と家族は心配でたまらなくなり、みんな総出で捜したらしい。どこを捜しても見つからないので、宇都宮駅に電話して保護してもらおうかと考えた矢先、散髪を終えたCさんがひょっこり戻ってきたそうだ。

「へええ。歩いて帰ったんですか?」

「それが、先生! 自転車で帰ってきたんですよ! 玄関から出ると私たちに見つかるから、裏口からこっそり出て、自転車で駅まで行ったって言うんです。あんな幽霊みたいな人が宇都宮まで電車に乗ったんだから、まわりの人はさぞ驚いたでしょうねえ」

なるほど、あの絆創膏は名誉の負傷というわけか。

そういえば、この前ぼくがお宅を訪問したとき、Cさんが二階から下りてきたのでびっくりしたことがあった。何をしていたのかきいたら、「いやあ、歩かんと足腰が弱るからね」と答えたので二度びっくり。体力が低下してきたため、しょっちゅう転んでは傷をこしらえているのだが、この期に及んでもご本人は意に介さない。

「幽霊みたいな人」という言葉があらわすごとく、このころのCさんは確かに、知らない人が見たらギョッとするくらいやせていた。体重は三十数キロくらいしかなかったと思う。まさに、骨の上に皮だけがついている感じで、風が吹いても転んでしまうようなありさまだった。だが、もしこれが病院に入院していたとしたら、そうやって転んだ時点で事故扱いになる。下手すれば、もう二度とベッドから下りちゃいかん、と厳命されてしまうかもしれない。自分の家だからこそ、本人の好きなようにさせてあげられるし、転んでも笑い話ですませることができるのだ。

Cさんは常日ごろから、どんなに弱っても絶対に自力でトイレまで行くんだと宣言していた。オムツはおろか、ポータブルトイレすら使わない。奥さんがいくら「私、オムツ換えるの大得意なのよ。つらくなったらいつでも言ってくれていいからね」と持ちかけても、頑として首を縦に振らなかった。もう少ししおらしくすればいいのに……と奥さんは苦笑していたが、さすがは大正生まれ、自分がこうと決めたら何があっても曲げない。まさに尊敬すべき頑固一徹じいさんなのである。

〝タガコ・カクテル〟のおかげで少し食欲が戻ったとはいっても、Cさんの食べる量はほんのわずかなものだ。もちろん体重だってまったく増えない。しかし、そんな極限状態に見える一方、決して衰弱しているわけではなかったし、いろいろな意欲も失われてはいなかった。むしろCさんは最後まで生き抜きたいと願い、いい意味で生に執着していた。

「もう少し食べてくれるといいんですけど……」

そう嘆く奥さんに、ぼくは言った。

「普通だったら、病気だから栄養を取らなくちゃとアドバイスするところだけど、Cさんの場合は無理して食べさせることないんじゃないかなあ。いまの状況はたぶん、がんと共存しているんじゃないかと思うんですよね」

「えっ？　がんと共存ってどういうことですか？」

「人間、年取ってくるとね、体があまり栄養やエネルギーを求めなくなるんです。毎日を生き延びるのに必要なだけのエネルギーさえあれば、それでオーケー。こうなると、がんもあまり育たないんですよ。だからそういう意味では、ある程度年取ってからのがんというのは、悪いものじゃないかもしれないね。がんを暴れさせることなく共存するのが簡単になりますから」

「ということは、若い人だとそうはいかないんですね」

「そのとおり。若い人の場合は新陳代謝が激しいから、栄養を取らなければ自分の体がもちません。ところが、がん細胞が育つにもものすごいエネルギーが要るわけだから、自分が栄養を取れば取るだけ、がんも大きくなってしまうんです」

　わが栃木の宇都宮はギョーザで名高い街である。ここでぼくは、ギョーザを例にとって話を続けた。

「たとえば、お皿にギョーザが十個あったとするでしょ。このお皿の前に、年取って動作も鈍くなっている老人と、ちょこまか動く育ち盛りの子どもが一人ずつ座ってる様子を、想像してみてください。よーいドン、で食べ始めたらどうなると思います？　おそらく、老人が一個のギョーザをゆっくり味わって食べるあいだに、残りの九個を全部子どもが平らげちゃいますよね」

「ふんふん」

「じゃあ次に、同じお皿に二個しかギョーザがなければどうなるか。この場合はたぶん、老人と子どもと一個ずつ食べることになるでしょうね。老人にとっては十分な量だけど、子どもは一個じゃとても足りません。こうなると育ち盛りの子どもは、おなかが減って元気がなくなっちゃうんですよ。いまのたとえ話で、お皿をCさんの体そのものと考えると、老人は体の正常な細胞、子どもはがん細胞で、ギョーザは栄養素です。お皿にたくさんギョーザがあればあるほど――つまり、体に栄養素を入れれば入れるほど――がん細胞が元気になってしまう。逆に、低いカロリーしか取らなくなれば、がん細胞にとっては不利な状況となるわけですよ」

「はあ、なるほど……」

奥さんはようやく納得してくれたようだった。

このあともCさんは〝タガコ・カクテル〟でひと時の元気を補給しつつ、霞を食っているような食事を続けていた。そして余命宣告から三カ月ののち、安らかに天へ還っていったのである。

痛みを訴えることなく、モルヒネのレスキューもほとんど使わないですんだのは、本当に幸いだったと思う。がんとやみくもに闘わず、共存することの意味を如実に示してくれた方――それが、Cさんという人だった。

****

Cさんの食欲不振と体重低下を目の当たりにしたとき、正直言うと、ぼくも最初は戸惑いました。しかし、「イシアタマ」による〝補正の医療〟から脱却し、「柔らかアタマ」を駆使して症状の緩和に徹しようと決めた結果、Cさんや家族の心からの笑顔に接することができたのです。ガリガリにやせてはいても、最後まで希望を失わず楽しげに生き抜いたCさん。その姿にぼくも励まされ、多くのものを学ばせてもらいました。

残された時間が少ない患者さんにとって、一番負担の少ない方法は果たしてどれなのか――「柔らかアタマ」が考えるのは、その一点だけです。ステロイドにしても、副作用を懸念するよりは、いまこの時間を不快感なく過ごすことのほうが、患者さんにとってはずっと意味のある選択になると思います。

それではここより、ぼくが経験から会得した「イシアタマ」と「柔らかアタマ」の考えの違いをご紹介していきましょう。少し専門的な事柄も入ってきますが、なるべくわかりやすく書きますので、気楽に読み進めてください。

ただしもちろん、どれに関してもエビデンスはありません。いずれも、科学的な証拠じゃなく、患者さんの表情と言葉による裏付けだけにもとづいた内容ですから。そこにぼくの医学知識や経験を当てはめて、想像しているにすぎません。その点をご承知おきいただければ幸いです。

まずはじめに、患者さんの食欲低下やむくみの問題について考えてみます。

その前に、進行がんの患者さんが陥りやすい全身の病的な衰弱状態――「悪液質《あくえきしつ》（cachexia, カヘキシー）」というものについて説明しましょう。

慢性的な病気の経過に伴って起こるこの状態は、主として栄養失調にもとづく衰弱です。体力が著しく落ち、極端にやせていき、まぶたや手足がむくみ、貧血のせいで皮膚が青白くなるなどの症状が出てきます。

がん細胞は宿主《しゅくしゅ》、つまり患者さん本人を無視して増殖します。したがって、進行がんによる悪液質（がん性悪液質と呼びます）というのは、体に必要な栄養素をがんが奪い取り、増殖・転移して、臓器を破壊したり物理的に圧迫したりしている状態です。それに加えて、がん組織から特殊な毒作用を持った「トキソホルモン」という物質が出るため、患者さんの体はしだいに弱っていき、最後は死に至ってしまうのです。

ところで、人間の体に必要な三大栄養素といえば、炭水化物・脂肪・タンパク質ですね。このうちタンパク質は、炭水化物や脂肪と違って、体内にためておくことができません。したがって、新陳代謝で消耗した分は毎日補給する必要があります。

人間が食べ物から摂取したタンパク質は、消化管でアミノ酸に分解されて体内に吸収されたあと、再びタンパク質の形に合成されます。このとき、どれか一つでも足りないアミノ酸があったら、体に必要なタンパク質は作られません。ともあれ、こうして作られたタンパク質のおかげで、筋肉・髪の毛や爪・血液・免疫抗体や酵素に至るまで、人間の体内システムのすべてが維持されているのです。

ところが、がんが進行して体ががん性悪液質になると、体内のタンパク質が激減してしまいます。これにより、タンパク質によって保たれていた浸透圧（膠質浸透圧《こうしつ》と呼びます）が下がります。体を構成する細胞の一つひとつは膜で包まれているのですが、浸透圧が下がると、細胞内に水分を蓄えておくことができなくなります。そして、細胞の中にあった水分が細胞の外へ浸み出た結果、手足がむくんだり、腹水がたまったりするわけです。

そんな患者さんに一リットル近い量の点滴をしたなら、むくみがさらにひどくなるのは想像に難くないでしょう。むくみが出た場合、普通は利尿剤を使って、体内の余分な水分をおしっこにして出そうとするわけですが、癌性悪液質の患者さんには、これがまた弱った腎臓に負担をかけることになるし、何よりのどが非常に渇くのです。

「イシアタマ」だったころのぼくは、食事が口から取れなくなった患者さんに対して、高カロリーの輸液を点滴していました。人間にとっては、一日最低でも一〇〇〇キロカロリーくらいは必要だろうと考えていたからです。しかしそれでも、やせていく患者さんの状態を改善させることは、誰一人としてできませんでした。

また、血液検査をおこなって総タンパク質が減少しているとわかると、膠質浸透圧を上げようとして、アルブミン製剤もよく使いました（アルブミンというのは血漿《けっしょう》タンパクの約六〇パーセントを占める重要なタンパク質の一つですが、この血液製剤は狂牛病の原因となるプリオンに汚染されている恐れがあり、いまは問題視されています)。ところがアルブミンを投与すると、血液の総タンパクの値が一時的には上がるのですが、数日もしたら元に戻ってしまうのです。

高カロリー輸液や点滴をすると、ほどなく患者さんは腹水やむくみが悪化して苦しむことになります。ひと目見ておなかが張っているとわかるくらいなら、おそらく五リットルから一〇リットル近くもたまっているものと思われます。おなかに針を刺してこれを抜く場合、一度に大量の腹水を取ると負担が大きくなるので、二~三リットル抜くくらいにしておきます。それでも、腹水を抜いた日と翌日は、多くの患者さんが全身の脱力感や倦怠感を訴えます。

こうして腹水を抜き始めると、はじめは二週間に一度くらいですんでいたものが、しだいに毎週抜くようになり、最後は数日おきといった具合に頻繁になっていきます。つまり、抜けば抜くほど腹水がたまりやすくなるのです。なぜなら、腹水や胸水というのは単なる水でなく、その中に多くのタンパク質を含むから。これを抜いてしまったら、体内の総タンパク質はますます減っていく。だからよけいに細胞の中の水分が外へ浸み出るという、まさに悪循環です。癌性悪液質の患者さんに点滴を最期まで続けると、多くの場合、患者さんたちは手足や顔面がむくんだ状態のまま、息を引き取っていきました。

なぜ、高カロリー輸液やアルブミンの投与をおこなっても、血液検査のデータが一時的にしか改善しなかったり、どんどんやせていったりするのを食い止められないのでしょうか？　この答えをぼくなりに「柔らかアタマ」で考えてみます。

先ほど、人間の体を維持するためにはタンパク質が必要だと言いましたね。筋肉や血液を作るのもタンパク質です。でも、体中にがん細胞が拡がっているような状態だとしたら、どうなるでしょう？　タンパク質が、筋肉の再構成よりもがん細胞を育てるほうに、より効率よく使われてしまうんじゃないでしょうか。だから、がんが進行した状態でいくらアルブミンを投与しても、患者さんはやせていく一方なんだと思います。

「やせる」というのは、骨格筋——つまり、目に見える筋肉が細くなっていく現象を指します。こうなると骨と皮ばかりになってしまうし、筋力が低下してだんだん動けなくなるため、いかにも衰えたという感じに見えるでしょう。しかし、一番大事なのは目に見えない筋肉の衰えなのです。見えないところにあるけれど、筋肉のかたまりでできていて、最も直接的に生命に関係する臓器——そう、心臓です。

亡くなる数週間前という時期になると、ほとんどの患者さんはこう表現します。

「息苦しくて、途中で休まないとトイレにも行けなくなってきました……」

これは、心臓のポンプ機能が弱くなって全身に血液を送るのが難しくなってきたことを示す、体からのメッセージだと思います。こんな状態のとき、一リットル近い点滴を血管に流し込んだなら、弱った心臓にさらに負担をかけることになるんじゃないでしょうか。おまけに、利尿剤によって腎臓まで働かせようとするわけですから、体中の臓器が「もう無理！　カンベンして！」と悲鳴をあげているのが聞こえる気がします。

どんなにカロリーやタンパク質を補給しても、臓器はどんどん弱り、体はやせていくばかりで筋肉の再構成に結びつかない――そうなれば、栄養はもっぱら、がんが増殖するためだけに使われているということになる。逆に考えると、栄養が入ってこなくなれば、一番困るのはがん細胞でしょう。

がん性悪液質とは、いろいろな場所にがんが転移して、がん細胞が体の中でどんどん育っている状態です。そのときのがん細胞は、患者さんの体の中では最も若くて育ち盛りの細胞だと言えるでしょう。実際、これを顕微鏡で見てみると、赤ちゃんの細胞よりもっと勢いのある様子で活発に増えています。母親のおなかにいる胎児の状態に近いくらいです。だから悪液質の患者さんの体内で、一番栄養に飢えているのが、がん細胞だと考えられるんじゃないでしょうか。

たとえば、焚き火をイメージしてみてください。薪がたくさんあれば、炎の勢いは増します。燃やす木が数本しかなければ、弱々しい火が上がるだけです。そのままほうっておけばやがては消えるでしょうが、それまでは弱いなりに、ちょろちょろとした火がかなりの時間くすぶり続けるはずです。ところがここに灯油を注いだなら、どうなるか。おそらく、炎がいちだんと激しくなったのち、短時間で燃え尽きるでしょう。

もうおわかりですね。体が弱った状態で栄養を過剰に補給すれば、がんの勢いが増してしまい、体は燃え尽きてしまうのです。

このように考えてくると、「柔らかアタマ」になったぼくには、「悪液質の患者さんは食欲を意識的に〝落とす〟ことによって、自分の体を飢餓状態にし、『肉を切らせて骨を断つ』みたいな考え方で、がん細胞をおとなしくさせようとしているんじゃないだろうか。それは、がんと少しでも長く共存していくための、昔から動物に備わった生体防御反応の一つなんじゃないのか……」

と思えてならないのです。エビデンス、つまり科学的根拠はありませんが、あえて言うなら緩和ケア医の勘でしょうか。テレビのサスペンスドラマに登場する中年の名物刑事が〝デカの勘〟を働かせるみたいなもんですかね。

もしぼくの勘が正しいとしたら、食べろ食べろと励ますことは、まったく筋違いになります。さらに、その言葉によって患者さんが精神的プレッシャーを抱え、かえって免疫力が落ちてしまい、寿命が短くなることだって考えられるのです。

食べることを強制されなくなったとき、心から喜んでくれる患者さんは少なくありません。また、高カロリー輸液のおかげで調子がよくなったという言葉を、患者さんの口から聞いたことは、ぼくはありません。むしろ、「点滴をやめたら体が楽になりました」と言われることはしばしばあります。だからぼくはたとえ点滴するにしても、火に油を注ぐことにならない程度の少量にし、あくまで患者さんの症状と経過を見ながら続けていくようにしています。

水分の摂取量が減少して脱水状態になってくると、利尿剤など投与しなくても、腹水がたまったおなかはだんだんしぼみ、手足のむくみは自然に軽くなってきます。らくだのコブのように〝いざというとき代謝に利用される水分〟と考えたなら、むくみや腹水も、我慢できる範囲であれば様子を見ていてかまわないと思うのです。

そして、むくみが引き始めるころになると、それまで何も食べられなかった患者さんが、氷のかけらやほんの少しの食べ物を口にして「おいしい、おいしい」と言う言葉を聞くようになります。口から水分や食べ物を取る場合は、体が必要とする量だけ腸で吸収され、要らない分は排泄されますから、必要な量を超えて過剰となっても全て血管に入ってしまう点滴と違って、まったく問題ありません。Cさんみたいに「霞を食っている」ような状況でも、患者さん本人はいたって平穏に見えます。この穏やかな状態が一カ月以上保てることも、決してまれではありません。

こんなふうに家族に話をすると、皆さんたいていは、患者さんに無理に食べるよう勧めなくなりますね。「食べられないと、どんどん弱っていくような気がするんですが」とか、「食事が取れなくなったから心配で……。先生、栄養剤を点滴してもらえませんか？」と言ってくる人にも、ここで述べたような話をすると、食べないことの意味を理解してもらえます。

なお、これはぜひともわかってほしいのですが、一リットルの高カロリー輸液を使わないからといって、決して患者さんを見捨てるわけでも、治療をあきらめるわけでもありません。患者さんの本人の体の状態を一番考えた結果であり、いわば〝点滴しないことを選ぶ〟という積極的治療なのです。

基礎代謝が少ないお年寄りの場合、カロリーを取らなくても体はさほど影響を受けませんから、摂取エネルギーを少なくしてがんの成長を抑えることが比較的容易です。食欲がないという〝体からの声〟を一種の防御反応と考え、その声に従って自分の食べたいものを食べたいだけ食べていれば、がんと共存しやすくなるのかもしれません。

誤解されると困るのですが、ぼくは、残りが短いんだから食べたいものを食べればよいという、消極的な意味で言っているのではありません。自分の今の体の状態で、がん細胞には利用されず、自分の体の細胞にだけ利用できるものを、無意識のうちに選んでいるのです。食べたいだけ食べるというのは、体力が処理できる量を自分の体が教えてくれている結果です。一般の人に偏食と思われるこの現象は、大切な意味を持っているとぼくは思います。そして点滴で水分を補給してしまうと、その大切なセンサーが働かなくなってしまいます。あとは痛みさえ取ることができれば、最後まで生き続けようという希望を持って過ごせるはずです――Cさんのように。

がんというのは、徹底的にやっつけようと考えたなら、大変つらい病気になってしまいます。転移や再発といった知らせにものすごく落ち込み、立ち直れなくなってしまうかもしれません。政府やマスコミを中心に「○○がん撲滅」などどいったキャンペーン運動も盛んですが、このへんでそろそろ、撲滅する以外の選択肢を考慮に入れてもいいんじゃないでしょうか。

「がんも身の内」という言葉があります。撲滅を目指さないことイコール闘いを放棄することでは、決してありません。がんと共存する可能性を探ってみるのも、身の処し方の一つではないかと思います。

次に、貧血ということについて「イシアタマ」と「柔らかアタマ」の考えの違いを述べてみましょう。

「イシアタマ」は、血液検査で出たヘモグロビンの値に注目します。ヘモグロビンというのは、血液中にあって酸素を運ぶ役目を持つ成分です。そして、このヘモグロビン値が一定の数字を割り込んでいたら貧血状態と診断し、これを正常値に近づけるための手段を講じ、輸血を考えるわけです。

しかし「柔らかアタマ」で考えると、輸血というのはがん細胞にとって、まさに願ったり叶ったりの行為に思えて仕方ありません。がん細胞の培養実験で、培養液を新鮮なものに交換するのと同じことですからね。

それに加えて、ポンプ機能が弱ってきている心臓にとっては、ただの水分を点滴するよりもっと負担が大きくなります。なぜなら、悪液質のがん患者さんの場合、急性の貧血ということは考えにくいからです。おそらくはがんの進行とともに徐々に貧血が進んでいったため、一種の順応状態になっている――つまり、体が貧血に慣れているはずです。そんなときに輸血をおこなえば、うまくバランスが取れていた順応状態を妨げるうえ、心臓は大変な重労働を強いられると思います。

たとえば、事故や手術で出血して急激に貧血になったとしましょう。この場合は体がそれに順応する時間的余裕もないため、命にかかわります。そんなときは、輸血が必要です。そしてもちろん、輸血と同時に出血箇所の処置がおこなわれるはずですから、たとえ同じヘモグロビン値が出たとしても、がん性悪液質による貧血とはまったく質が違います。

ぼくが前に診療した女性患者さんは、宗教的な理由から輸血を拒否していました。モルヒネを使って痛みを和らげていたのですが、いつまでたっても眠気が取れなかったため、原因を調べるために一度だけ血液検査をさせてもらいました。その結果、彼女のヘモグロビン値が3.5グラム／dℓしかないことが判明したのです。成人女性の正常値が11～15グラム／dℓですから、どれほど強度の貧血かおわかりいただけると思います。

ちなみにその値は、ぼくがそれまで二十五年間の医師生活で見てきた数多くの検査結果の中でも、ダントツ一位の低さでした。初めは自分の目の錯覚か、検査機械の故障かと疑ってしまったほどです。彼女の紹介元の病院から以前の検査データを送ってもらったとき、ヘモグロビン値が徐々に低下していったことがわかったので、ようやくこの数字にも納得がいきましたが……。

それでも彼女は亡くなるまで、家族の介助を受けながらも、めまいも動悸もなく自力でトイレに通えましたし、最期まで穏やかな表情を見せていました。数字というのはあくまで目安にすぎない、何事もまずは目の前にいる患者さんの笑顔を信じよう——そう思わせてくれた出来事でした。

では次に、酸素について「イシアタマ」と「柔らかアタマ」で考えてみます。

患者さんの呼吸が苦しくなると、「イシアタマ」は酸素飽和度というものを調べます。これは、先ほど述べたヘモグロビンのうち、どれくらいの割合がちゃんと酸素を運んでいるかをあらわした数字です。正常値は九六パーセントくらい。酸素飽和度が九〇パーセントを下回っていて、しかも息苦しさが強ければ、酸素吸入を試すことになります。

けれども、胸水がたまって肺が圧迫されていたり、肺がんのため痰の量が多くなっているような場合は、酸素吸入によって酸素飽和度が上がっても、息苦しさが取れないことがあるのです。「イシアタマ」はとかく数字を重視しますから、酸素飽和度が上がればそれで安心してしまいがちですが、「柔らかアタマ」は患者さんの感覚を何より重視します。息苦しさを和らげるには、どうすればいいか？

この答えも、モルヒネにありました。副作用に関する前の章でちょっと述べましたが、モルヒネには息苦しい感覚を和らげるとともに、酸素飽和度が上がることをしばしば経験します。おそらくモルヒネが呼吸を抑制するとそれがかえって酸素の消費量を減らし、結果として酸素飽和度を増やすため、少量のモルヒネを投与することで息苦しさの改善につながる場合が多いのでしょう。

「イシアタマ」は酸素飽和度を正常値に保とうとやっきになり、酸素の量をどんどん増やしていきます。病院ではよく、一分間に五リットルとか十リットルとかいう酸素吸入がおこなわれている光景を目にします。しかし、浅い呼吸を続けるのがやっとの患者さんが、それほど大量の酸素を吸い込むことはできるはずもありません。口は渇くしマスクは痛い、なのに息苦しさは変わらない、という悲惨な結果になるのが関の山です。

このマスクですが、飛行機に乗ったときの離陸前の説明でもおなじみですね。酸素吸入ではほかに、カヌラと呼ばれる鼻の穴に引っかけるタイプのビニール管を使うこともあります。マスクもカヌラも、ずっと顔にくっつけておくと、かなりうっとうしいものです。

自宅で酸素吸入をおこなっている患者さんの場合、何度か訪問するうち、マスクやカヌラが枕元に置かれたままになっていることがよくあります。酸素飽和度を測ると、九〇パーセント未満だったりします。病院ならばこれは許されない数字でしょう。けれども、口元に酸素の出口があれば、顔にぴったりマスクを装着しなくても、空気より高濃度の酸素を吸うことになるので、十分効果はあるのです。実際、マスクを外している患者さんに「息苦しくありませんか？」と尋ねてみると、たいていは「いや、別に……」という返事が返ってきます。

そこで「柔らかアタマ」は考えました。これって、高地トレーニングみたいなもんじゃないのかな……。

皆さんは、高い山に登ったことがありますか？　ぼくは登山が趣味なのでよくわかるのですが、頂上まで登って山小屋が見えてきたとき、早くあそこへたどり着いてコーヒーでも飲みながらすばらしい眺望を眺めたいと思っても、なかなか近づけません。心臓はバクバクいってるし、息苦しくて息苦しくて、ほんの数十メートル歩くのもつらいのです。ところが、山頂で数日生活するうち、しだいに自由に動けるようになります。これは、低酸素の状態に体が順応してくるからでしょう。

たとえ酸素飽和度が九〇パーセント未満でも、その状態に体が慣れていれば苦しく感じないんじゃないか――これが「柔らかアタマ」の出した結論です。もちろんエビデンスを伴わない仮説ですが、実際に患者さんを見るかぎり、酸素の量だけをガンガン増やして吸入させるよりも、少量のモルヒネと酸素で息苦しさを和らげることのほうが、ずっと負担の少ない方法であるように思えます。

こうして「イシアタマ」から「柔らかアタマ」に変化したおかげで、笑顔をたたえた患者さんにぼくが出会う頻度は劇的に増えました。その一人であるCさんのことは、いまだ記憶に鮮烈です。それではこの章の終わりに、Cさんの印象深い最期の場面についてお話ししましょう。

訪問診療を始めて三カ月近くたったある朝のこと。ついにCさんの血圧が、器械で測れないほど低い値になりました。計測不能――これはつまり、心臓の力がもうほとんど残ってないということです。ぼくは言いました。

「Cさん、今日だけは絶対にベッドから下りないでくださいね。この心臓で立って歩いたりしたら、それだけでポックリいっちゃいますよ」

すると、Cさんがニヤリと笑ったのです。その笑顔を見てぼくは、わかってくれたんだと思い込んでました。ところが、そうじゃなかったんですね……。

もう時間単位で考える段階に来ていたため、子どもさんたちを呼んでおくよう奥さんに告げ、ぼくはひとまずCさんのお宅をあとにしました。その後一時間くらいして、息子さんと娘さんが到着。息子さんの顔を見たとたん、Cさんは満面の笑みを浮かべ、ベッドに寝たまま両手を上げたそうです。これは、トイレに行きたいから介助してくれという合図でした。

息子さんは心得て、お父さんをひょいと抱きかかえました。体重が軽いので簡単なのです。そのときのCさんは心からうれしそうな顔をして、息子さんの肩に頬をうずめたといいます。その頬がとても温かかったと、あとから聞きました。いつも厳しいお父さんだったので、あんな無防備に幸せそうな様子は初めて見たと彼は思ったそうです。

こうして息子さんがお父さんを抱きかかえ、奥さんがパジャマのズボンを下ろし、娘さんが後始末をして……と、いつものチームプレイでトイレをすまそうとした瞬間、Cさんの命は終わりを告げたのです。ろうそくの炎が燃え尽きるごとく、本当に静かな最期でした。呆然と立ちすくむ息子さんや、号泣する娘さんを前にしても、奥さんは何が起こったのかよく理解できず、しばし放心状態だったといいます。

ぼくはここで連絡を受けて駆けつけました。臨終を確認したあと、奥さんにこんな言葉をかけたのを覚えています。

「本当に偉かったですね、奥さん。奥さんががんばってくださったおかげで、Cさんは最後まで自分らしく生活ができたんです。感謝状ものですよ」

最後の最後まで、Cさんは凛とした古武士のような人でした。まるで立ち木が枯れるような臨終の姿が、いまもぼくの脳裏に焼きついています。あの朝の笑顔は、きっとCさんのこんな思いのあらわれだったんでしょう。

(お若いの、あんたの言うことはよくわかった。でも、私は自分のやり方を貫かせてもらう。誰の指図も受けないよ……)

それでも息子さんは、自分がお父さんをトイレに連れていったことが直接の死因だと思い込み、かなり落ち込んでいました。確かにこれが病院での出来事だったら、「ベッドから下りるなと忠告したのに、どうして言うとおりにしなかったんだ」と家族が責められたかもしれません。しかしぼくは、この仕事を始めてからこう思うようになりました。それぞれの人が自分の価値観を持って最後まで〝生ききる〟――つまり、自律することができるのが、自宅で過ごす最大の意義なんじゃないかと。だから息子さんにぼくは、こう言ったのです。

「自分を責めないでください。あなたのおかげで、お父さんの望みをかなえてあげることができたんですからね。とても立派な態度でしたよ。お父さんの最後の笑顔が、それを物語ってると思います」

お葬式が終わってしばらくしたあと、奥さんとこんな話をしました。

「私ね、これまで、がんといえば苦しんで苦しんで亡くなる病気だと思ってたから、主人が最期までまったく痛がらなかったのが、本当にありがたいです。でもこの話をいろんな人にすると、誰でもこう言うんですよね――『がんで痛くないなんて、薬でずっと眠らされていたからでしょ？』って」

「そう思う人はいまも多いでしょうね」

「だから、私が『とんでもない。草むしりするほど元気だったし、最期までちゃんと話もできたのよ』と言うと、みんなびっくりしますね。先生のこと紹介してくれって頼まれました。このごろ、息子や娘が言うんですよ――お父さんみたいに死ねるなら、自分もがんがいいって。がんになって、渡辺先生に最期まで診てもらいたいって」

そう言ってほほ笑みを浮かべ、奥さんは続けます。

「おかしな話ですけど、私はなぜか主人が死ぬような気がしなかったんですよ。あのニンニク注射さえあれば、いつまでも元気で生きられるんじゃないか……そんなふうに思ってました。だから息を引き取った瞬間も、信じられなくてね。まるで嘘みたいな気がして、だんだん冷たくなっていく手を、ずーっと握っていたんです。渡辺先生の『感謝状ものですよ』という言葉を聞いて、初めて涙がどっとあふれました……」

最後はこんなふうに言ってくれました。

「主人は小さいころから苦労が多かったんで、本当に信じられる人ってあまりいなかったと思うんです。でもそんな主人が、渡辺先生には心から信頼を寄せていました。先生が訪問されるのを、どれだけ楽しみにしていたことか。もしかしたら、そんなふうに先生を慕っていたからこそ、あの注射もあんなに効いたのかもしれません」

奥さんの趣味は短歌作りです。書きためた作品をまとめて一冊の本にしたものが、Cさんの闘病中に出来上がったといいます。それを見たCさんは、ひと言「やったね」とつぶやいたとか。

そんな奥さんの作品から一つ、ここにご紹介しましょう。

夫《つま》の忌を　修すと心急くわれに　去年と同じ紫木蓮《しもくれん》咲く

生きている価値を見つけたい——Dさんの場合

ぼくが「幸せな看取り」をライフワークと考えるようになってから、もう三年近くになります。いましみじみ胸に迫ってくるのは、人の最期を看取ることはものすごいエネルギーを必要とするんだな、という実感です。

実際に看取りに関わっていると、患者さんはもちろん、家族との関係も非常に濃いものになっていきます。夜中でもしょっちゅう電話はかかってくるし、緊急の往診を繰り返すと親戚関係を含めて、患者さんの境遇には自然に詳しくなってしまいます。

緊急事態への対処を重ねていると、家族の一員のようになってしまうんですね。大切なことを一緒にやり遂げた仲間となるので、最後はみんな同志になる。だから、一人一人との関わりが深く鮮明に残るんです。在宅ホスピスを開業してからの二年間で、一六〇人ほどの方を看取りましたが、誰一人忘れてはいません。住んでいる場所も、顔も名前も家族構成も、すべて覚えています。

これが病院で迎える最期だと、たとえ設備の整った緩和ケア病棟で患者さんを看取ったとしても、死は単なるプロセスにすぎなくなってしまうんです。

あまり口にされないことですが、緩和ケア病棟スタッフの中には「ここへ来る患者さんはみんな、自分の死期をさとって覚悟しているに違いない」という思い込みがあるような気がします。だから、わりと平気で死を話題にしてしまうし、目の前の患者さんを〝もう最期が近い人〟ととらえてしまいがちです。こうなると患者さんの死も、起こるべくして起こる結果でしかありません。どんなにソフトなイメージの緩和ケア病棟でも、事情はどこも似たり寄ったりでしょう。

こういう雰囲気の中に置かれると、患者さんは必然的に達観することを求められます。つまり、人生にしがみつくこと――しゃにむに生きることを、あきらめて過ごすようになってしまうのです。

しかし、それは絶対に違うとぼくは思います。どんな人も、死ぬ直前まで希望を持たなければならない。そうでなくちゃ、やってられないんじゃないでしょうか。最後の最後までその人なりの希望を持ち続けるべきだし、その権利が誰にもあるはずです。

『死にゆく人の17の権利』（デヴィッド・ケスラー著、椎野淳訳、一九九八年・集英社）という本があります。終末期メンタルケアの専門家が書いたロングセラーで、死を迎えつつある人とその家族や友人に向けた、心温まるメッセージです。そこにはこう書いてあります。

「食べるものがなくても何週間か生きられるし、水なしでも何日かは生きられるが、希望なくしては、半日も生きられない。（中略）愛する人の希望の前には、本当にたくさんの障害が立ちはだかっているのだから、私たちまでが、いわゆる『現実的な』態度をとったり、あえて反対の立場をとって、もう一つ障害を増やすことはない」

たとえ完治の見込みがない進行がんの患者さんでも、希望を持つことをあきらめる必要はありません。ぼくの前著でご紹介した野尻純子《のじりよしこ》さんのように、希望が奇跡を起こす場合だってあるのですから。ただそれでも、身体的な苦痛がまず取れなければ、希望を持てる段階まではいかないでしょう。

では体の痛みが取れたなら、その人の中にどんな変化が起こるのでしょうか。それを教えてくれた患者さんのエピソードをご紹介しましょう。

＊＊＊＊＊＊＊＊＊＊＊＊＊＊＊＊＊＊＊＊＊＊＊＊＊＊＊

初めて会ったとき、その女性患者さんはものすごく怒っていた。

彼女、Dさんは五十代の主婦である。胃がんの再発で入院したときには、できる治療がすでに限られていた。しばらく緩和ケア病棟で過ごしていたのだが、自宅へ帰りたいという本人の希望で、ぼくのところへ紹介されてきたのである。

「以前に胃がんの手術をしたあと、しばらくは小康状態が続いていたんです。ところが、今年のはじめぐらいから体調が悪くなったんですよ。食欲がなくなる。どんどん体重が落ちていく。しまいには歩くのもしんどくなってしまって、大きな病院を受診したんですけど……」

そこで内視鏡検査をおこなったのだが、異常は見つからないと言われたそうだ。ところが、それでも症状はいっこうに治まらない。見かねたご主人が別の病院へ連れていったところ、胃がんの再発という検査結果が出たのである。しかもその時点で、もう手遅れと告げられたのだという。

「あんまりですよ。異常なしと言われたとき、担当医に何度も詰め寄ったんです――そんなはずないって。これほど具合が悪いんだから、絶対何か原因があるに違いない、もう一度調べてくださいって。なのに、『検査結果に間違いはありません。どこも悪いところが見当たらないんだから、それでいいじゃないですか』の一点張りなんですもの。もしあのとき再発がわかっていたとしても、今の状況は変わらなかったかもしれない。でも、患者の訴えにまったく耳を貸してくれなかったという、そのことが本当に悔しいんです。病院なんて、もう信じられません……」

Dさんの話は止まらない。いままで我慢してきたものが、一気にこみ上げてきたようだ。このあとも、ぼくがお宅を訪問すると、よくパソコンに向かっていっしんにキーボードを叩いていた。担当医とのやり取りや自分の気持ちを、パソコンの画面に打ち込んでいたのである。それを世に訴えたり告発したりするつもりはなかったようだが、胸にたまった思いをどこかに吐き出さなければやっていけなかったのだろう。

痛みに関しても、最初に訪問したときのDさんはずいぶん苦しんでいた。胃がんが進行しているため、内服薬のモルヒネは体が受けつけない。だからレスキューとして坐薬の即効性モルヒネを使っていたのだが、一日のうちでかなり頻繁に使っても、まだ痛みが取れないという。

そこでぼくは、まず彼女の痛みを評価し直し、タイトレーションしていった。ベースとなる持続性モルヒネの投与量を増やして調整していくと、レスキューの坐薬がまったく要らなくなるくらい、痛みがなくなったのである。

また、がんが肝臓に転移していたせいで、三十八度を超える腫瘍熱も頻繁に出ていたのだが、これも例の〝タガコ・カクテル〟を注射することで出なくなった。ぼくたちの感覚では〝タガコ・カクテル〟は九割以上の患者さんに対して効き目を見せている。ステロイドの効果が、点滴と注射とでこれほど違うとは考えもしなかった。本当に驚きである。

こうしてDさんはようやく身体的苦痛から解放された。穏やかな日々が過ごせるようになって、普通なら大喜びとなるところだが、体の痛みがなくなったとたん、彼女の精神的苦痛が表面にあらわれてきたのである。しだいに気力が衰えていき、生きる希望を失ったかのように見える。そしてある日彼女の口から、こんな言葉が出た。

「私、こうして生きていたってしかたないような気がします。何もできないし、生きている価値が見つからない。いっそのこと、早く死んでしまいたい……」

がん患者さんの多くが、こんな思いを一度は抱く。人生の意味を見失い、すべての物事にむなしさを感じてしまうのだ。緩和医療の分野で言う「スピリチュアル・ペイン」――霊的な苦痛である。Dさんはさらに続けた。

「痛みや熱で苦しんでるあいだは、こんなこと考える余裕もなかったんですけどね……」

がんの痛みは「トータル・ペイン（全人的な痛み）」だと言われる。身体的な苦痛に加え、精神的な苦痛（病気に対する恐れや心配など）、社会的な苦痛（仕事を失う不安や経済面での困窮など）、そして霊的な苦痛、これらが入り組んでまじり合い、がん患者さんの心身を苛むのだ。これらの苦痛は同時に起こることもあり、必ずしも順番にどおりに出てくるとは限らない。しかし、身体的な苦痛をまず除かなければ、精神的な苦痛や社会的な苦痛、まして霊的な苦痛など考えることはできないとぼくは思う。

Dさんの言葉は、その考えを裏付けるものだった。身体的な痛みが取れて初めて、霊的な痛みが出現したわけである。

すると、そのとき。Dさんのご主人と娘さんが言葉をはさんだ。

「生きていたって何もできないなんて、そんなことないよ」

「そうよ。私たちにとっては、母さんがそばにいてくれるだけで幸せなんだから」

その言葉を聞いたDさんの目に、うっすら涙が浮かんだ。ぼくたち医療者がよけいなことを言わなくても、家族がちゃんとスピリチュアル・ケアをおこなってくれたのだ。親子三人のあいだに、温かい雰囲気が流れる。ぼくは心からほっとした。

痛みが取れたDさんはこのあとの数日間、ときどき台所に立ち、得意料理のレシピを娘さんに教えていたという。彼女が安らかな最期を遂げたのち、ご主人がつぶやいた。

「短い時間だったけど、自宅に帰ってこられてよかった。先生のおかげで妻は最後に、娘に対して母親の役割をきちんと果たすことができました。それが何よりの救いだったと思っていま

生きている価値を見つけたい

す……」

****

ぼくが最初に訪ねたときDさんは、身体的な苦痛と病院の対応への不満を、怒りという形で発散させていました。痛みを持つ患者さんが往々にして怒りっぽくなるのは、そんな形で発散させない限り、生きていることに絶望せざるを得ないからだと思います。だから患者さんたちに最後まで希望を持ち続けてもらうには、何よりもまず身体的な苦痛を取ってあげることが肝要なのです。

がんの痛みというのは、大半の人が初めて経験する種類の痛みです。切れて血が出る痛みでもなければ、ぶつけてアザができる痛みでもない。虫歯の痛みでもなければ、頭痛や腹痛でもない。体内の組織が破壊されていくときに起こる痛みで、経験したことのない痛みだから、おそらくは表現のしようがないんだと思います。

ぼくが出会った人たちは「締めつけられるような」とか「だるくてだるくて、身の置き場がない」とか「体の全部が重苦しくてしかたない」とか言っていました。つまりがんの痛みというのは、誰でもわかるような痛みとして感じられないことも多いんです。だから患者さんは当然、どうすれば楽になるかなんて、自分じゃわからない。

大事なのは、そうした患者さんの訴えを真摯に聴き取り、「痛い」という表現がなくてもモルヒネによって和らげられるものかどうかを、医療者側が判断することなんです。前の章で述べたように、息苦しさがモルヒネで救われる場合も多いんですから。

二十世紀のアメリカの心理学者でアブラハム・マズローという人がいますが、彼が唱えた「欲求段階説」はよく知られています。それによると、人間にとって最も根源的な段階の欲求は、呼吸や食事や睡眠といった生命を維持するための生理的欲求で、その次が身体や環境の安全を求める欲求だそうです。これらが満たされてからようやく、もっと高い段階の欲求――他人とかかわり合いたいという欲求、自分を認められたいという欲求、自己実現したいという欲求が段階的に生まれてくるのだといいます。

Dさんの場合も、生理的欲求や安全の欲求が満たされたからこそ、生きている価値を見つけたいという高い段階の欲求が生まれたのでしょう。

しかし患者さんの中には、最初からトータル・ペインをすべて抱え込む人もいます。ぼくが疑問なのは、患者さんが痛みを訴えたとき、医療者は果たしてそれを全人的なものととらえて考えているだろうか、ということです。

医療者はよく、自分で体験したこともないくせに「そんなはずはない」という言葉を使います。Dさんの場合も、検査結果への疑問を訴えたとき、担当医に「検査の結果がすべてだから、そんなはずはない」と言われたのでしたね。この医師は逆に、Dさんの「そんなはずはない」という言葉にこそ耳を傾けなくちゃいけなかったのに、机上の理論だけで頭ごなしにものを言ってしまった。

痛みに関しても、同じことが言えます。医師たるもの、様々な言葉で伝えられる患者さんのがんの痛みの表現を、感性をもって聴けば、処方すべき薬はわかるはずなのに……。結局は医療者のコミュニケーション・スキルが、症状緩和に最も重要なのです。

緩和ケア病棟にいたころの話ですが、日常業務や医療者間での話し合いの中で、「患者の立場に立って考える」という言葉がそれはしょっちゅう登場していました。それでもぼくは、しばしば疑問に感じることがあったのです。「これって本当に患者さんの立場に立っているの?」と。

一つの例は、緩和ケア病棟のスタッフ内で「死を受容することができれば、患者は苦しみから救われる」という考え方が根本にあったことです。病気が進行して体力が落ち、日常生活動作も日々衰えていくとき、希望を持っていたならば現実とのギャップで苦しむことになる。だから、希望を持つより自分の死を受け止めたほうがいい——こういった考え方でした。

ところが、ぼくがオーストラリアとニュージーランドで研修した際には、どこのホスピスでもみんなが「患者の権利」と書かれた書類を持っていたのです。これは、この章の最初にご紹介したデヴィッド・ケスラーの著者の土台となるものです。その中でぼくを最も惹きつけたのは、次の二つのフレーズでした。

「希望の対象は変わっていったとしても、それを持ち続ける権利が私にはあります」

「希望の内容は変わっていったとしても、それを持ち続けることができる人にケアしてもらう権利が、私にはあります」

ここには、死を受容するということはひと言も書かれていません。人間とは、希望なくしては一日も生きられない存在なのですね。この短いフレーズが、ぼくの疑問をみごとに解消してくれました。

緩和ケア病棟で違和感を持ったもう一つの例が、冒頭で述べたように、医療者がとても安易に「死」を口にしてしまうことです。緩和ケア病棟への入院前には患者さんとの面談をおこなうのですが、初対面なのにいきなり「死ぬ」ということを語られ、その無神経さに腹を立てる患者さんが少なくありませんでした。その場で登録を拒否する人もたくさん見てきました。

そうしたつらいハードルを乗り越えて病室へたどりつくと、今度は病棟看護師がごく当たり前のように「死」という言葉を使う。彼らは勘違いしているんです——タブーとされている言葉を患者に向かって語れることが、優れたコミュニケーション技術をあらわすものなのだと。

だけど、考えてみてください。あなたが誰か異性を好きになったとして、その気持ちをどう告白したらよいか迷ったとき、どんな人に相談しますか？　ぼくなら相手を厳選します。相談相手の絶対条件は、口が堅く、自分の気持ちに共感してくれる人。加えて、解決策まで見出してくれるなら、もう最適の相談相手と言えるでしょう。

ぼくのスタンスは、〝待つ〟というものです。患者さんがぼくのことを、死について語ることができる相手だと認めてくれるまで、ひたすら待つ。決して自分から不用意に「死」を口にしたりしない。そんなことを、これまでずっと心がけてきました。

ケスラーはこう言っています——患者と死について話すことができたら、その後のケアはおこないやすくなる。だがそれは、患者自身が死について話した瞬間スタートする、と。「本人が受け入れるようであれば」「死という話題が解禁になる」と、先の著書にも書いてあります。

それを読んだとき、ぼくは自分の感性が間違っていなかったと確信しました。

どんなことも、まずは患者さん自身の意見を尊重することが大切だと思います。たとえば告知の問題にしてもそうですが、がんと伝える前に本人の意向を確かめておいたほうがいい。たとえ結果がどんな内容であっても知りたいという人もいれば、もし悪い結果ならどうか聞かせてくれるなという人もいます。想像したってわかるもんじゃないから、とにかく本人に聞いてみるべきでしょう、患者さん本人と家族を含めた席で、悪い知らせであっても伝えてほしいかと。まずこうしたことをきちんと確認するのが、告知そのものより重要な医療者の務めだし、それが「患者の立場に立って考える」ことなんだと思います。

ぼくは、海外でのホスピス研修体験を振り返ってみるにつけ、日本の緩和ケア事情はかなり特殊だと感じるようになりました。その原因の一つは、日本が島国だということにあるんでしょう。患者さんのほとんどすべてが日本人だから、文化や国民性の違いに思いを致す必要がない。必然的に、医療者の考え方が狭量になってしまうのです。

前の章でも述べたように、現在の日本では、緩和ケアという分野は独立していません。したがって、緩和ケアの世界に入っていこうとすれば、医師はぼくが脳神経外科から転向したのと同じく、それまで所属していた科を辞めなくちゃならない。自分の専門分野を捨てるなんて、それなりの思い入れがない限り、できません。だから、こうした経緯で緩和ケア医になった人は、往々にして強い個性の持ち主であることが多いような気がします。

そんな人のもとで働く看護師たちにしたって、緩和ケアの実践を積んできている人は少ないため、指導者の影響を色濃く受けるのは当然でしょう。これがプラスの方向ばかりに働くとは限らない。こうしたことも、緩和ケア病棟の限界を物語る原因の一つだと思います。

前著『幸せのシッポ』や『痛みよ、さらば』では、オーストラリアやニュージーランドで出会った友人——ドグ、デイビッド、イアン、ロドといった緩和ケア医たちとの交流について語りました。そんな彼らがみんな一様に口にしていたのが、「緩和ケア医の専門性はコミュニケーション・スキルに尽きる」という確固たる信念でした。

国籍もさまざまな移民や先住民族が入りまじっている彼らの国には、多様な文化が存在します。そうした環境において、スピリチュアルな悩みや社会的な問題などの解決は、本当にデリケートな要素を含んでいます。たった一人の医師や看護師の理念を当てはめるようなやり方では、とうてい成り立っていきません。もっともっと広い視野、グローバルなスタンスにもとづくコミュニケーション・スキルが必要なのです。何より大切なのは、まず人の話を聞こうとする姿勢だと思います。

他民族国家で緩和ケアをおこなっている医師たちはみんな、患者さんや家族と個々に向き合い、それぞれの考え方を隠すことなく話してもらえるような関係性を作ることに心を砕いていました。そうしなければ、ケアリング自体が難しくなってしまうからです。そんな彼らと話していると、ぼくは決して疑問を抱いたり違和感を持ったりせずにすむのです。彼らはいつだって、ぼくにとって羅針盤のような存在です。

これからも自分なりにコミュニケーション・スキルを磨きながら、海外の友人たちに教わったケアリングを実践していきたい――それがいまの揺るがぬ決意です。

夜明け前の電話が告げるもの——Eさんの場合

痛みを和らげるための教科書や医学書は、ここ数年で非常に多く出版されるようになってきました。医学専門の書店でなくても、街の大きな本屋さんへ行くと、医学書コーナーで必ず数冊は目にとまります。書籍だけでなく、新聞や雑誌の特集記事なんかでも、「緩和ケア」という言葉を頻繁に見かけるようになりました。緩和ケアやホスピスへの関心が、医療者だけでなく世間一般の間にも、少しずつ広まっていることを実感します。

さらに最近では、がん治療病院や大学病院などで、独自のがん性疼痛緩和マニュアルが作成され始めました。ぼくが以前勤めていた栃木県立がんセンターでも、近年、こうしたマニュアルを作ったようです。職員全員が同じレベルでがんの痛みを理解し和らげることのできる病院にしたい、という趣旨はよくわかりますし、立派だと思います。

でも、ぼくはやっぱり疑問を感じてしまうのです。緩和ケアに関するどの本やマニュアルを見てみても、そこにはぎっしりと情報が書き込まれている。書かれている情報が詳細になればなるほど、「読みたくないなあ……」と思ってしまうのは、アマノジャクのぼくだけでしょうか？

ここでいきなり思い出しました。そういえばぼくは、いろいろな電気製品の取扱説明書を読むのが大の苦手なんです。説明書を開いても、たいていすぐ「あ〜あ……」とため息をついてパタンと閉じてしまいます。そして、ぶつぶつ言いながら中身を梱包から取り出し、電源を入れて手当たりしだいにボタンを押しては、自分が利用したい機能だけどうにかこうにかマスターするといった具合……。

中でも、苦手の最たるものは携帯電話の説明書です。この説明書、一生使うことのなさそうな機能が何百ページにもわたってえんえんと書かれているのは、いったいどういうことなんでしょうかね？

まあしかし、携帯電話に関して言うと、高校生くらいのお子さんがいる家ではまず問題ないんじゃないでしょうか。うちにも娘がいますが、学校の勉強はさておき、携帯電話に関してはなぜか異常に詳しい。「これこれこうしてほしい」と娘に携帯を渡すと、機種に関係なく、親指を素早く動かしてサクサク設定してくれます。目にも留まらぬ早業で、あっという間に「はい、できたよ！」、これが現実です。

このように、ある対象物を熟知している専門家が作ったマニュアルは、いくら一般利用者向けに噛み砕いて書こうと努力しても、すんなり理解してもらうのは難しいでしょう。なぜなら、一行の文章の中に、意味を把握するための基礎知識というものが必要な場合も多いはずだからです。その基礎知識がない人間が読んでも、書かれていることはチンプンカンプンになってしまうでしょう。たとえばパソコンの説明書ともなると、一ページ目に出てくる言葉の意味すらわからないいんですから……。あれっ、これもぼくだけかな？

おっと、いかんいかん。話を戻しましょう。

ある日、がん治療病院の一人の看護師さんから、ぼくのところへ問い合わせがありました。その病院には、緩和ケアについて懇切丁寧に書かれたマニュアルがあるのですが、それを丹念に読んでみても、実際にどう患者さんに対応していいかわからないと彼女は訴えます。ためしにそのマニュアルを見せてもらうと、フローチャートと呼ばれる図がたくさん盛り込まれていて、わかりやすくしようという意図はうかがえました。それでも、マニュアルの行間を説明する言葉がないと理解が難しいのは、一目瞭然です。

「こりゃ、一朝一夕にわからせようったって無理だな……」

ぼくはそう判断し、その病院関係者の中で希望する人を対象に、がん性疼痛——がんの痛みに関する勉強会を開くことにしました。出席者はおもに看護師さんたちです。

そこで感じたことですが、熱心な人はさすがに吸収が早いですね。一回一回の勉強会で会得したことを、彼女たちはどんどん実践で活かしていきます。勉強会を始めてからもう一年以上がたち、開催回数はこれまでに三十回を数えました。そして十回目くらいからようやく、「このマニュアルの内容がやっと少しずつわかってきました」という声が聞かれるようになりました。

がんの痛みは、必ずしも末期になってあらわれるものとは限りません。まだ治療が始まったばかりという段階の患者さんでも、がん性疼痛が生じてくることはしょっちゅうあります。そして、医師に指示された内容に従って実際に患者さんに薬を投与するのは、看護師である場合が多い。ですから、がん患者さんと日々直面している病棟看護師にとって、がん性疼痛への対応は避けて通れない問題なのです。

患者さんの苦痛を和らげることのスタートは、痛みの評価から始まるという話を前にしましたね。実際、緩和ケアに関するどの教科書やマニュアルを見ても、こんなふうに書かれています。

〈痛みというのは主観的なもので、本人にしかわかりません。したがって、患者が「痛い」と訴えたなら、そこには痛みがあると判断しましょう〉

うーん……。確かにそれはそのとおりなのですが、少々言葉不足なんじゃないでしょうか。ぼくの意見はちょっと異なります。「痛い」と患者さんが訴えるまで、待っていてはいけないのです。

だって、たとえばあなたがいま、軽い頭痛を感じているとしたら、どうするでしょう。いろんな人に向かって「私はいま、頭が痛いんです」と言って回りますか？　違いますよね。家族とか友達とか、親身になって自分のことを考え理解してくれそうな人から「なんだかいつもと様子が違うね。浮かない顔してるけど、どうしたの？」ときかれて初めて、「実はちょっと頭が痛いんだよ……」ともらすんじゃないでしょうか。

いつでもどこでもどんな患者さんでも、痛いときに痛いと訴えることができるわけではありません。ぼく自身、四回入院した経験があるから言えるのですが、お気に入りの〝白衣の天使〟が優しい笑顔で「どこか痛いところはありませんか？」ときいてくれるからこそ、「実は……」と素直に痛みを告白することができるんですよね。これがもし、気の合わない看護師が担当だとすれば、朝・昼・晩に同じ質問をされたとしても、「いや、別に……」と答えたくなるかもしれません。つまらない質問を繰り返すレポーターにキレてしまう芸能人みたいなもんです。

つまり、患者さんと医療者のあいだにコミュニケーションの基盤ができていなければ、患者さんの痛みを決して正しく評価することはできないということです。お互いに心から信頼し合い、自由に感情のやり取りができる状態——これを、臨床心理学の専門用語で「ラポール」といいます。「関係」という意味のフランス語です。相手を丸ごと受け止め、お互いのあいだに信頼関係を作り出すことができたなら、そこにはラポールが生まれるのです。

ぼくは前の章で、「どんな人も最後の最後までその人なりの希望を持ち続けるべきだし、その権利が誰にもあるはずだ」と言いました。けれども、その希望を引き出してあげるには、一にも二にも患者さんと医療者とのラポールを作っておくことが肝心です。患者さんのプライバシーや家族関係といったデリケートな問題にまで踏み込まなければ、その人の本当の希望がわかるはずはないのですから。

病院ではどうしても立場的に、医療者のほうが上になってしまいます。その結果、知らず知らずのうちに患者さんが遠慮がちになったり、家族が追いつめられないとも限りません。だからこそ、何よりも大事になってくるのが、医師や看護師のコミュニケーション・スキルなのです。

ぼくがそのことを、あらためて実感させられる印象的な出来事がありました。ある患者さんとのやり取りを、ここで聞いてください。

＊＊＊＊＊＊＊＊＊＊＊＊＊＊＊＊＊＊＊＊＊＊＊＊＊＊＊＊＊＊＊＊＊＊＊

真冬の冷気が肌を刺す、ある日の早朝四時。枕元の携帯電話が鳴ったとき、ぼくはいつものようにすぐ目が覚めた。まだ外は真っ暗だ。

この仕事をしていると、いつ容体が急変した患者さんのお宅から電話が入るかわからない。だから夜中でも明け方でも出かけられるよう、つねに往診カバンは用意しているし、どんなときもアルコールはいっさい口にしないようにしている。このときも、時間が時間だけに、きっと何か緊急事態が生じたのだと最初は思った。瞬間的に頭をクリアにし、携帯の通話ボタンを押す。

「はい、渡辺です。Eさん、どうしました？」

電話は奥さんでなく、患者さんのEさん本人からだった。

Eさんは直腸がんを患う七十代の男性患者さんである。全身に転移が見られ、治療の手立てがなくなったため、がん専門病院の緩和ケア病棟に入院していたのだが、これが最後のお正月になるだろうから自宅で過ごしたいと希望し、年末に一時退院してきたのである。その時点でのケアが、ぼくに任されたというわけだ。

一時退院したとき、Eさんのがんはすでに腹腔内播種していた。つまり、がん細胞がすべての内臓に飛び火してしまったということである。そのせいで日ごとに痛みが強くなっているにもかかわらず、十分な痛みの除去ができてない状況だった。

ぼくはEさんのお宅を初めて訪問したとき、例のとおりタイトレーションをおこなった。ベースとなる持続性モルヒネをどんどん増やしていった結果、入院していたときの四倍の量でようやく痛みをコントロールすることができた。それと同時に、中心静脈から入れていた高カロリー輸液を中止して、様子を見ることにした。すると、腸閉塞状態から脱して、ほんの少しだが口から食べられるようになったのだ。

痛みや不快感から解放されたEさんは、笑顔を見せながらこう言ってくれた。

「もう緩和ケア病棟には戻りません。このままずっと、最後まで家で過ごします」

というわけで、在宅療養が続いていたのである。

そんな矢先の電話だったから、レスキューのモルヒネで対処できない突発痛が起こったのかと思って、ぼくは尋ねた。

「どんな具合です？　何か、いままでと違う痛みがありますか？」

　ところがEさんの口から出た言葉は、ぼくの予想を超えるものだった。

「いやあ、そうじゃないんですよ……。先生、痛みが全然ないんですよ。なくなってしまったんです。それを伝えたくて、お電話したんですが……」

　んんん？　痛いからというのならわかるけど、痛みが全然ないから電話してくるなんて、どういうことなんだろう？　ぼくは一瞬、Eさんが何を訴えたいのかわけがわからず、おおいに戸惑ってしまった。もしかしたら、やっぱり少し寝ぼけていたのかもしれない。とりあえず、そのときはこう答えておいた。

「そうですか、それならよかったです。いま特に我慢できない症状がないんだったら、心配いりませんよ。夜が明けてから、お宅へうかがいますね。それまでお待ちください」

　さて、朝になってぼくは予定どおりEさんを訪問してみた。すると奥さんが、もう気の毒なくらいに恐縮して迎え出てくれた。

「渡辺先生、本当にすみませんでした！　私、主人が先生に電話してるのを見て、てっきり痛みがひどくてつらいんだろうと思ったんです。ところが、話が終わったあとにきいてみたら、痛くないから電話したんだって言うじゃありませんか。もう、あきれ果てましたよ。『まったくあなたは、そんなことなら、どうしてこんな時間に電話するのよ。いま何時だかわかってるの？　朝まで待てないなんて、おかしくなっちゃったんじゃないの？』って、思わず主人に言ってやりました……」

そう言いながら、何度も何度も頭を下げる。

だけどぼくはそのとき、「待てよ……」と思った。

Eさんだって、今日が往診日だということは知っている。痛みがなくなった喜びをただ報告したいだけなら、確かに朝まで待てばいい話だろう。けれども、あえてそうしなかったからには、何かそれだけの重要な理由があるはずだ。夜明け前の四時に、痛くないとぼくにわざわざ言ってくる理由……。

「そうか！」

ぼくは、奥さんがベッドのそばを離れたところを見計らって、Eさんにきいてみた。

「奥さんはああ言っておられましたけど、Eさん、もしかして……死んでしまうと思っちゃったんじゃないですか？」

するとEさんは、パッと目を見開いて、うれしそうにうなずいたのである。

「そう、そうなんですよ、先生！　お迎えが来る前になると、とたんに楽になるってよくいいますよね。今まで感じていた痛みが、きれいさっぱりなくなったもんで、『あー、俺はもう終わりなんだな……』と急に思いついてしまい、不安になって先生に電話したんです」

「やっぱりそうですか。人間、いまわの際にはすべての苦痛から解放されるって話、ぼくもどこかで聞いたことがありますよ。それで、息子さんに連絡しなくちゃいけないと考えたんですね?」

「そのとおりです。いやー、さすが渡辺先生、よくわかってくださいました。それに比べてうちのやつはまったく、私の本意をちっとも理解してない。ときどきああやって突拍子もないことを言うから困りますよ……」

Eさんは愉快そうに笑っている。痛みがなくなったのはモルヒネの量が適正な鎮痛量になったからであって、決してお迎えが近づいたからではないとぼくが説明すると、心底ホッとしたような素振りを見せた。

Eさんの息子さんは科学者で、いまは海外の研究所へ出張中だ。Eさんは普段から、その息子さんに自分の喪主を務めてもらいたいと考えている。だから、容体が急変しそうなときは、できるだけ早く息子さんに知らせて帰国してもらう必要があるのだ。つまり、あの電話は「そろそろ息子を呼び戻したほうがいいんだろうか?」という暗黙の問い合わせだったわけである。

そこに気づいたときぼくは、緩和ケアの医師にはこのレベルまでコミュニケーション・スキルが求められることを、あらためて考えさせられた。

もしこのとき、本気でEさんの立場に立って考えなかったら、ぼくもおそらく奥さんと同じことを言っていただろう。緊急事態でもないのに、夜明け前に電話で起こされたら、普通はどんな医者もムッとしてしまうだろう。しかし、患者さんの立場に立つというのは、厳密に言えばこのレベル——痛みがないのに電話してきた理由を、相手の身になって一生懸命考えるというレベル——を目指すことなのだと思う。

長年連れ添った奥さんですら理解できない胸の内を、ぼくなら理解できるだろうと、Eさんは考えてくれたのだ。そのことが、素直にうれしかった。起こされてムッとするどころか、医者冥利に尽きると思う。ぼくは、Eさんの手を取って言った。

「よく電話してくれましたね。ありがとうございます……」

あれから、一年半が過ぎた。もう次のお正月は迎えられないと思われていたEさんは、いまも自宅で穏やかな日々を送っている。半身不随となってベッドから動けないし、リンパ性のむくみが出ているため、両脚もおなかもふくらんだ状態のままだ。それでも希望を失わず、新聞を読んだりテレビを見たりしながら、笑顔で生活している。

そんなEさんの笑顔に出会うたび、ラポールの意味と希望を持つことの大切さを、身に沁みて感じるぼくなのである。

＊＊＊＊＊＊＊＊＊＊＊＊＊＊＊＊＊＊＊＊＊＊＊＊＊

在宅ホスピスの医師は、こんなふうに患者さん本位でないとやっていけません。緩和ケア病棟というのは、患者さんや家族にとっては逃げ場がない最後の砦ですが、在宅医療の場合、もし「この医者は気に入らない」と患者さんや家族が思えば、すぐにキャンセルして再び入院する道が開かれているのです。もしぼくの担当する患者さんが「やっぱり病院へ戻ります」と言ったなら、それはぼくの力不足ということになるでしょう。在宅の緩和ケア医に要求される総合力は、大変なものだと思います。

緩和ケア医には、医療の腕とコミュニケーション・スキル、両方が必要です。加えて、患者さんのちょっとした変化を察するナイーブさが欠かせないし、医学の領域を超えて哲学的な考え方を用いなくちゃいけない場合も多いし、ものすごく高度な技術が求められる仕事です。その技術を駆使して、どんな患者さんとも、一瞬のうちに本物の信頼関係――ラポールを作り出せるのが、本当の意味でのぼくが目標とする緩和ケアスペシャリストなのです。まさに、医はアートだと思います。

進行がんの患者さんは、日に日に具合が悪くなっていきます。どんなにか不安を感じていることでしょう。その不安や苦しみを一緒に分かち合うのが、緩和ケアスペシャリストに与えられた使命です。

いまのぼくは、患者さんを主人公にしたドラマを作っているディレクターのような気持ちでいます。どうすれば主人公をより輝かせてあげられるか、それをいつも考えているのです。だからでしょうか、どんなテレビ番組や映画を見ても感動しなくなってきました。事実のほうがずっとドラマティックで感動的だからでしょう。

緩和ケアを志す人へ。まずは、相手の気持ちに共感するということが大事です。それに関してですが、この章のはじめに述べた、がん専門病院の看護師対象の勉強会で、ぼくはこんな話をしました。

「皆さんの病院に入院中の患者さんが、痛みを訴えたとします。モルヒネのレスキューを患者さんのところへ持っていきますよね。そのとき、絶対に落ち着いて持ってっちゃだめですよ。廊下を駆け足で持っていってください」

これを聞いて、何人かの看護師さんが戸惑った顔をしました。そりゃそうでしょう。病院ってところは普通、危険防止のため廊下は走っちゃいけないとされていますから。でも、ぼくはあえて言います――レスキューは緊急事態なんだから、走って持っていきなさいと。それで病院関係者に怒られたなら、「患者さんの立場に立った医療です」と言い返してやればいいんです。

患者さんの身になってその苦痛を真摯に受け止めたなら、一分一秒でも早く薬を届けてあげたいと思うはずです。そんな看護師の態度を見て患者さんは、ああ、この人は自分のためにこれほど急いで来てくれたんだ、と思うんです。その行為を見て初めて、心を開いてくれるんです。

患者さんの話をただ聞いているだけじゃ、本当に共感したことにはなりません。「あなたのことを自分のことのように真剣に思っているよ」という気持ちを、相手に実践的に表現することが必要なんです。夫婦や恋人同士のあいだだって、同じですよね。うわべだけだと、すぐに見破られてしまいます。

患者さんとのあいだにこうしたラポールを築けるのは、本当に患者さんの身近にいる、下っ端の看護師や医師です。ここからは、そんな医療者の皆さんに訴えたいと思います。

まず、患者さんがささいなことでもあなたに相談しようと思えるような関係を、ぜひとも築いてください。難しいことはありません。患者さんの訴える言葉に対し、共感的な態度で聴いて実践すればいいだけです。何はともあれこの関係性を作っておかないと、正確に痛みをキャッチすることは困難になります。

自分が受け持っている患者さんの、こんなところに注目してみてください――いつ病室を訪れても、同じところにじっとしてない患者さん。病室へ入るたびにシーツがよじれていたり、布団がぐちゃぐちゃになっている患者さん。いつもイライラしていて、とっつきにくく感じられる患者さん。

そんな人たちが、あなたの身近にいませんか？　いたら要注意です。本当は痛みを我慢しているのかもしれませんよ。

清水の舞台から飛び降りる

——Fさんの場合

ぼくが緩和ケアの世界に入った五年前に比べると、がん患者さんのＱＯＬ（生活の質）に関する意識はだいぶ高まったように感じます。二年前から、六十五歳未満の末期がん患者に介護保険が適用されるようになったことも、その一つです。

確かに介護保険制度というのは重要な社会的資源で、利用する価値はおおいにあると思います。しかし、自宅療養を考えている進行がんの患者さんにとっては、必ずしもこの制度が機能的で有用なものとは思えません。保険サービスを使って電動ベッドなどの福祉用具を借りるには、要介護度の認定作業が必要なのですが、この作業には一カ月近い時間がかかります。それを待つあいだに容体が急変することだって、十分考えられるからです。

病院に勤務している医療者の立場で言うと、重病の患者さんが退院して自宅へ帰るとなれば、いろいろ事前準備をしたくなるものでしょう。けれども、終末期の患者さんを専門に診ている ぼくとしては、予想がついてしまうんです――退院準備に時間がかかっている場合、おそらくは家へ帰れなくなるだろうと。予断を許さない病状の患者さんの受け入れ要請があって、「退

院予定は一週間後になります」などと言われたなら、うちの事務所ではスタッフ一同顔を見合わせて、

「残念だけど、たぶんキャンセルになっちゃうね……」

と話すことがしばしばあります。そして実際、そういう患者さんはほどなく、搬送するだけで危険な状態になってしまうのです。

ぼくは栃木県内すべてのがん治療病院から患者さんを引き受けているわけですが、病状が重篤であればあるほど、なるべく早く自宅へ帰してあげることを主治医と家族に勧めています。なぜなら、終末期に入ったがん患者さんというのは、本当に数日単位で容体が変わってしまうからです。普通の慢性疾患の五倍から一〇倍くらいのスピードで病状が進んでいくような感じ、と言ったらいいでしょうか。

がん細胞の増え方は倍々ゲームです。一つの細胞が二つになり、二つの細胞が四つになり、それが八つ、十六、三十二……という具合に分裂増殖していくわけですから、がんが進行すればするほど、同じ時間で増える細胞数はケタ違いに多くなるのです。したがって、終末期になると、日ごとに体力が落ちていく。これが、患者さん本人だけでなく、それを取り巻く家族や医療者がともに受ける実感です。

終末期になればなるほど、さまざまな症状が出てくるため、在宅ケアの主体は医学的な診察と投薬治療になってきます。ですから、介護の準備などそこそこにして、まずは何より訪問診療医を探すことが一番重要なのです。中には、自宅訪問はするけれどがん患者は診ない、という医師もいますから。

うちの在宅ホスピスだと、時間的に最短の患者さんの場合、病室へ行って面談をおこない、それがすんだらすぐ家へ帰る準備をしてもらって、そのまま退院となります。そして訪問診療車（ぼくの愛車です）で家族の車の後ろからついていき、患者さんの自宅でさっそく診療開始です。病院から在宅へと医療の場を変更するにあたっては、患者さんの搬送がうまくいくかどうかが最大のネックとなりますから、少しでも体力が残っているうちに家へ帰るというのが鉄則なんです。

自宅へ帰ってしまえば、患者さんの精神状態はずっと安定することがほとんどです。緊張感も和らぐため、病院でおこなっていた処置が要らなくなることもよくあります。病院に比べて多少不便なことがあったとしても、もともと家に転がっているものを代用したり、専門の業者に頼んだりして準備できることも多いのです。

とにかく家へ帰ってみる。これが、在宅診療の成功の秘訣かもしれません。不安を抱えながらも、最期は生まれた家で過ごしたい――こんな気持ちを抱き、思い切って行動に出た患者さんがたくさんいます。その一人、Fさんの話をご紹介しましょう。

＊＊＊＊＊＊＊＊＊＊＊＊＊＊＊＊＊＊＊＊＊＊＊＊

まぶしい春の日差しの中、ぼくは今日も車を走らせる。タガコさんとともに事務所を出て、山間の小さな地区にある患者さんのお宅まで、一時間の道のりだ。

栃木という場所は基本的に田舎だけれども、高速がうまい具合に通ってくれているので、ずいぶん助かる。どんな場所に住んでる患者さんのところへも、だいたい事務所から一時間前後で行き着けるのはありがたい。とはいえ、たまにはハラハラすることもある。いつだったか、県北部と県南部の患者さんが同時に危篤状態になったときは焦った。何しろ、栃木県縦断だと一五〇キロくらいの距離になるからね。

でもまあ、そんな緊急事態はめったにあるもんじゃない。だから普段は遠方の患者さん宅でも、ドライブ気分をおおいに楽しみながら、嬉々として向かうことができるのだ。

とにかくぼくは、この仕事が好きで好きでしかたないのである。もちろん大変な任務ではあるが、極めて贅沢な医療活動をさせてもらってると思う。つまらない会議とかよけいな書類作成とか全然ないから、ぼくにとってはストレスゼロ。休みの日だって、家にいてゴロゴロしてるくらいなら、患者さんのお宅へ行ってダべってるほうがずっと楽しい。

と、そうこう考えているうちに目的地へ着いた。七十代の男性患者Fさんのお宅である。玄関から入っていくと、Fさんは今日も落ち着いた様子で、窓ガラス越しに新緑の庭を眺めながらベッドに横たわっていた。

「Fさん、こんにちは。いかがですか？　痛みは出ていませんか？」

「ええ、やっぱり腰がね……。なんですかね、物理的な痛みっていうか、押さえたりすると、こたえますねえ」

「そうですか。ちょっと見せてください」

ぼくはFさんの痛み具合を判断し、モルヒネに加えて、腰の痛みに効く鎮痛剤を処方することにした。がんが進行していくにつれ、痛みの出る部位や出方は刻々と変わる。そのつど患者さんの自覚症状や希望をきちんと聞いて、痛みに合わせた対策を取ることが必要なのだ。

前にFさんを訪問したときは、脚のだるさがなかなか取れないと言われたので、膝を曲げてその下にクッションを置くと楽になるとアドバイスしておいた。それが今日来てみると、空気を抜いたビニールボールのようなものを、脚の下にはさんでいる。なるほど、これならクッションより弾力があって、具合よさそうだ。おまけにFさん、足首のあたりに何やら寝間着の紐みたいなものを巻きつけている。その端っこが手の届くところにある。麻痺して動かなくなってしまった脚を、これで動かそうというわけだ。ぼくは思わず感心して言った。

「さすがFさん、考えましたね〜!」

すると、「ヒマだからね」という言葉が返ってきた(笑)。

こんな具合にFさん、なかなかのアイデアマンなのだ。それにしても、下半身麻痺なんて聞くと普通の人は悲惨なイメージを抱くかもしれないが、こんなふうに気持ちを切り替えて明るく対処している患者さんを見ると、こちらのほうが本当に励まされる。ぼくがこれをほかの患者さんに伝えたら、その人が同じことをして「まだこの手があったか!」と前向きな気分になってくれるに違いない。

Fさんは七年前に肝臓がんを患い、それが数年後に腰の骨に転移して歩けなくなってしまった。入院して放射線治療を受けたのだが、その副作用による全身のだるさに悩まされていたという。加えて、骨転移による痛みもしだいに激しくなっていった。退院して自宅で過ごそうと心に決めたのは、そんなときだったそうだ。

それほどつらい状態だったにもかかわらず、Fさんに在宅医療を決意させたものは、いったい何だったのだろう。

「生まれた場所で死んでいきたい——その思いだけだったですね」

そうFさんは言い、「在宅ホスピス・とちの木」との出会いの経緯を説明してくれた。

「私の母もね、がんだったんです。そりゃあ苦しんで亡くなりました。だから、がんが痛くて苦しいものだっていうのは、最初からわかってました。でもね、いまじゃ緩和ケアってのがあるから、ひょっとしてそれほど苦しまずにすむんじゃないかと。だったら、病院の中じゃなく、自宅でそういうケアをしてくれるお医者さんが、どっかにいるんじゃないかと思ったんですよ」

そこで、いろんな本や雑誌を調べて、栃木県内で訪問診療をおこなっている医師をリストアップしてみたという。しかし、片っ端から連絡してみたところ、どこも及び腰だったらしい。奥さんによると、

「主人の病状を説明すると、もう最初からどこでも『慢性疾患を診るとはいっても、がん患者じゃあ、うちではちょっと……。高カロリーの点滴くらいしかできません』って言われるんですよ。『末期がんですか？　それは壮絶ですよ……』なんて、暗にやめときなさいと言わんば

かりの対応もされました。そんなとき、たまたま知り合いから渡辺先生の噂を聞いて、藁にもすがる思いで電話してみたんです。何しろ、救急車呼んだって病院まで一時間近くかかるような山奥ですからねえ。先生にお会いできなかったら、どうなっていたか……結局あのまま入院しているしかなかったんでしょうね。そう考えると、本当にありがたいです」

ということだ。そう、奥さんから連絡をもらったのは、一年前の夏だった。それからは定期的に訪問し、タイトレーションをおこなって適正量のモルヒネで痛みを和らげつつ、ほかの不快な症状に対処してきたというわけである。ぼくはFさんにきいてみた。

「退院して自宅へ帰ると決心したときは、どんな気持ちでしたか?」

「もうね、清水の舞台から飛び降りるくらいの勇気がいりました……」

穏やかな笑みを浮かべ、再び新緑の庭に目をやりながら、Fさんが言葉を続けた。

「本当に悪くなったら家へ帰ろうと、ずっと思ってたんです。私はこの家で生まれ育った。このベッドから見える庭の木も、私が植えたんですよ。その木が新芽を伸ばし、枝を広げて、花を咲かせる……。その様子をここから見ていられるだけで、本当に幸せなんです」

窓の向こうには、四季折々の庭の風景が繰り広げられる。それがいまのFさんに、生きる希望を与えてくれているのだ。どんな状態になっても、人間は希望を持つことができる――Fさんの姿は、それをあらためてぼくに伝えてくれた。

「病院ってのは、すごく気を使ってしまうんですよ。何でも自分が思ったとおりにふるまうこともできないしね。たとえば食事だって、メニューはいろいろ変わるし、工夫もされてると思いますよ。でもやっぱり、食欲が湧かないんだ。トンカツなんて食べたくないし……なんだか、食べ物の好みも変わってきたんですよね。そういえば最近、甘いものも食べたくなくなりました」

Ｆさんのその言葉を聞いて、ぼくは合点がいった。トンカツも甘いものも、どちらも高カロリー食品である。それを食べたくなくなるというのは、やはりがんを太らせまいとする動物の防御反応であり、がんと共存するための体の仕組みなのだろう。

「ここは私の家です。ここでなら何がどこにあるかもわかるし、自分の好きなようにできる。こうしてお医者さんにも来てもらえるし、家内が面倒を見てくれる。ありがたいです。もう何も言うことありませんよ……」

近ごろとみに涙もろくなってしまったと苦笑しながら、Ｆさんはメガネを外して涙をぬぐった。先日、奥さんが庭先のウドの芽をつんで、Ｆさん大好物の天ぷらを作ってくれたそうだ。それを久しぶりに食べて、心からおいしく感じたという。

「私にとって何よりのごちそうでした」

そう言うFさんの瞳に、また一つ新たな希望の灯がともったように見えた。

＊＊＊＊＊＊＊＊＊＊＊＊＊＊＊＊＊＊＊＊＊＊＊＊

緩和ケア病棟というのは、一般病棟に比べたら恵まれた場所なのかもしれません。認可基準によって広く病室を作るよう定められていますし、キッチンや談話室、ファミリールームなどが用意されていることが多いので、家族が付き添うには、普通の病棟よりはるかに過ごしやすいでしょう。

しかしそんな緩和ケア病棟でも、Ｆさんと同じように、気を使ってしまう患者さんは非常にたくさんいます。病院である以上、医療者に囲まれた生活になってしまいますから、完全にはリラックスできませんよね。

何より問題なのは、病院にいたらどうしても、患者さんが自分の立場を弱く感じてしまうことです。結果として、痛みを訴えることができないまま我慢したり、希望を口に出せなくなったりしてしまいます。

また、乳幼児やペットなどは面会できないことが多いし、もしできたとしても、環境が違うところでは小さな子どもはじっとしていられません。病室の中で、たとえば祖父母と孫といった関係を、自宅にいるときと同じ感覚で持つことはかなり難しいと思います。見舞い客という言葉のとおり、面会に来た人が〝お客さん〟で終わってしまうんですよね。

けれども自宅に帰れば、患者さんは住み慣れた環境に戻れるし、家族もそれぞれ自分の居場所があります。小さな子どもや赤ちゃんも、みんな好きなように遊びながら、おじいちゃんおばあちゃんと接することができるんです。ご主人の看病をしながら、奥さんが合間に家事をすることも簡単になります。

ぼくは緩和ケア病棟勤務から、在宅ホスピス医に転職した身です。自宅に戻った患者さんの表情が、入院中とはまるっきり違うということを、まさに実感してきました。これはきっと、普段の生活環境に戻ったとき、患者さんがそれまで家庭の中で果たしていた役割や存在感をそのまま保つことができるからでしょう。お父さんはお父さん、お母さんはお母さんのまま、自宅では過ごせるのです。

しかし、患者さんの中には「家族に迷惑をかけたくないから病院へ行く」と言う人もいます。もちろん、家庭の事情は人によってさまざまです。家が狭くてベッドも置けないという場合もあれば、赤ちゃんや小さい子がいるからとても無理と言う人もいるでしょう。「病院へ行く」という患者さんの言葉が心からのもので、入院したほうが自分自身の気が楽になるというのであれば、それは尊重しなくてはなりません。

けれども、その言葉の前にもし「本当は自宅に戻りたいけど……」という前置きがあるのなら、こんなふうに考えてみてはどうでしょう――家族に迷惑をかける時間は、もう少ししか残されていないのだと。

病院がいい、という患者さんの言葉を額面どおりに受け取らないで、本当のホンネをきいてみてあげてください。そして、自宅に帰りたい気持ちを抑えていることがわかったなら、家族の皆さんはぜひとも「迷惑なんて考えてないから、帰ろうよ」と後押ししてあげてほしい。前にも記したように、終末期のがん患者さんに残された時間は週単位、ときには数日単位で、刻々と減っていくのです。一分一秒でも早く家に帰してあげて、家族水入らずの時間を作ってほしいと思います。

それでもしばしば、主治医が「こんな重症の患者をとても自宅には帰せない」と言うのを耳にします。終末期になってしまった患者さんや家族に「病状が安定したら帰りましょう」と説明する場合もよくあります。そんなときぼくは思わず、

「本当に病状が安定すると思っているんですか？　あなたは、この患者さんの苦痛を和らげることができるんですか？」

と、問いつめたくなってしまいます。

いまどきの在宅医療器具はたいへん進歩しています。「少なくとも、緩和ケア病棟でできる処置はすべて自宅でできる」と言っても過言ではありません。おまけに、ぼくがおこなっている診療は、病棟勤務のときのそれとは比較にならないくらいきめ細かくなりました。

緩和ケア病棟勤務のときは、診察したあと薬の処方をコンピューターに入力すればあとは看護師任せでした。しかし、いまでは何もかも自分でやることが多くなりました。特に、深夜の往診のときなどは、症状が和らぐまで、診察・処方・投薬のほか、薬の効き具合の評価までの一連の作業を、患者さんの自宅ですべて、自分自身でおこなわなくてはなりません。

緩和ケア病棟にいたときは、苦痛の緩和やコミュニケーションに何か問題があったとしても、「患者さんがよその施設に移ってしまうんじゃあ……」なんて心配をすることはこれっぽっちもありませんでした。ていうか、そんなこと意識すらしませんでした。皆さん、病院が一番安心できると信じて入院しているわけですから、そこで得られる以上の医療を期待することもないでしょうし、たとえ不満があったとしても、どこへも逃げ場はない。

ところが、在宅の場合はシビアです。症状緩和が不十分なら、いくら患者さん本人が自宅での生活を望んでも、家族が自分たちの不安に負ければ、救急車を呼んで入院することが可能だからです。

こんなこともありました。ある女性のがん患者さんが、本人の強い希望で自宅へ戻ったときの話です。退院した時点で、すでに余命数カ月と告知されていました。しかしぼくが訪問してみたところ、数カ月どころか数週間ももたないだろうと予測されるほど、病状は思わしくなかったのです。

だからでしょうか、ほどなく、ご主人が看病疲れを訴え始めました。大柄な奥さんの介護は大変だったでしょうし、重篤な状態を見ていられなかったんだと思います。それでも、「もう一度入院させたい」とのご主人の話をケアマネージャーが伝えてきたとき、ぼくは思わず声を荒らげてしまいました。

「本人の意思が明確なのに、介護のプロであるあなたがご主人と一緒になってオロオロしてどうするんですか？　奥さんの容体はいま、日単位で変化しています。看病疲れがどうのこうの言うだけの時間も残っていないのですよ」

結局この患者さんは数日後、息を引き取りました。せっかく住み慣れた家へ帰りたいという希望が叶ったのに、まわりが病状を正しく理解できず、最後の最後でバタバタしてしまったのは残念でした。

看取りの経験が少ない人にとって、患者さんの死が近づくと不安な気持ちでいっぱいになるのはわかります。医療者だけでなく、介護の専門職にある人も、残り時間のわずかな患者さんの場合は本人の意向を何より尊重するという鉄則を、常に忘れるべきではないと思います。

病棟の担当看護師は、患者さんが転院する前に、「退院時指導」というものを通常おこないます。入院中におこなっていた医療行為を自宅でも継続するように、という指導なんですが、患者さんを看病する立場になる家族にとって、この内容はかなり負担に感じられるはずです。そのせいで家族は退院させるのをためらってしまい、結果的に退院時期が遅れることになるのです。事実、ぼくはこの「退院時指導」にビビったことが原因で時期を逃してしまった患者さんを、何人も見てきました。

前に述べたとおり、進行がん患者さんの在宅医療成功のカギは、家への搬送のタイミングを可能な限り早くすることにあります。病院側のメンツのためみたいな指導はさっさと省き、とにかく一日も早く退院させることです。終末期の病状は日に日に変化するので、入院中の医療行為をそのまま自宅でおこなうようなことは、ほとんどないんですから。

ぼくは通常、患者さんの退院当日に最初の訪問をします。そして翌日か二日後くらいに、二度目の訪問をするのですが、そこでたいてい家族の皆さんにこう言われます。

「なんだ……って感じです。清水の舞台から飛び降りるような気持ちで退院させましたが、案外どうにかなるもんですね。こんなことなら、もっと早く帰ってくればよかったですよ」

ぼくの考えでは、人生の最期の時を自宅で過ごせることができる人は、真の意味でのエリートです。それまでずっと家庭を大事にし、家族に貢献してきたからこそ、家族から「今度は望みを叶えてあげたい」と思ってもらえるのですからね。

重症患者を自宅で看病などしたことのない家族にとって、いつ亡くなるかわからない状態の患者さんを退院させるというのは、とても勇気ある決断だと思います。その意味では、患者さんだけでなく家族も真のエリートだと言えるでしょう。そんな家族の皆さんに、ぼくは惜しみない賞賛の言葉を捧げます。

この章の終わりに、一つ付け加えておきたいことがあります。最期は自宅で、という患者さんの希望を実現するのが在宅ホスピスの存在意義ではありますが、身寄りがなかったり独り暮らしだったりで、家族のサポートが得られない患者さんの場合はどうなるのでしょうか。

これに関してぼくは、数年前まで、グループホームのようなものを作ろうと考え、プランを練り始めていました。けれども諸事情あって、いまは計画を中断しています。

しかし、この仕事を始めてから、独り暮らしの患者さんを看取ったことがあるんです。その人はあるNPO法人に所属していたため、その仲間がときおり訪ねてきてくれました。こうしたつながりを大事にし、訪問診療を定期的におこなっていれば、独居でも何ら問題なく在宅で看取ることができるとわかり、意を強くしました。これなら、わざわざグループホームを作る必要もなさそうです。ちなみにこの人の場合は、お葬式もNPOのほうで出してもらいました。

いずれにしても、「最期までその人らしい生活が送れるように支援する」のが在宅ホスピス医の使命です。ぼくとしては、自宅へ帰りたいと思う患者さんにとっては、本人の、あるいは家族の居場所があるところへ戻るというのが、ベストの選択だと思います。

メメント・モリ——Ｇさんと家族の場合

ぼくはこれまでに二十五年近く、医師として仕事をしてきました。それでもいまだに、外国人の患者さんを担当したことがありません。日本で医療に携わっていると、それがごく当たり前になってしまうので、別に意識したこともありませんでした。

しかし、オーストラリアとニュージーランドで緩和ケアの勉強をしたときに、一つの国民だけを対象におこなわれている医療が、非常に特殊なものであることを痛感したのです。オーストラリアとニュージーランドは、大陸に対して島国という点で国民性の違いはありますが、多国籍の移民が集まった国家という点では共通しています。オーストラリアでは、アジア・ヨーロッパ・アメリカなど、さまざまな国籍、さまざまな民族の人々が集っていました。

そのオーストラリアで本屋さんをぶらついていたときに、興味深い本を見つけました。『Multicultural Palliative Care Guideline（多国籍文化における緩和ケアの指針）』というタイトルです。表紙をめくると、まずオーストラリア国内の各都市に住む国籍別住民の割合が、二十カ国分載っています。そして次に、それぞれの国籍別住民に対してアンケートをおこない、その結果を集約したものが出ています。

その中で「文化的特徴」という項目がぼくの目を引きました。緩和ケアを受ける際に考慮される内容として、信仰の有無や希望する治療場所、家族・親戚・友人の役割、タブーとされる言葉などが取り上げられています。

「こりゃ面白そうだ！」

そう思い、さっそく二十カ国の中で「Japanese」というページを開いてみました。すると、日本人の全般的な特徴としてこんなふうに書いてあります。

〈多くの日本人は「幸せ」とか「愛」などの感情を表現することが不得意である。家族、親しい友人、親戚などとも、キスを交わしたり抱き合ったりすることはない〉

ふむふむ、なるほど。次に「希望する治療場所」ですが、

〈彼らは病院にたいへん強い期待を抱いている〉

「診断・予後の告知に関して」は〈悪い知らせは通常、患者本人より家族に伝えられる〉、「疼痛緩和の実際」では〈治療に対する禁忌はないが、いまだに多くの医療者や患者が、モルヒネを使うと中毒になると思い込んでいる〉とありました。

そして最後に、「タブーとされる言葉」についてですが、

〈がんという言葉はもはやタブーでなくなっているが、多くの人にとって「がん」は「死」を意味する。「死ぬ」という言葉は、直接的すぎて日本人には強すぎる表現のようだ〉

これを読んでぼく個人としては、非常によく日本人の気質をとらえていると思いました。

確かにここに書かれているごとく、進行がんの患者さんと接する人の多くが、「死」という言葉を強すぎるものと思っているようです。緩和ケア病棟の中では「死」が簡単に話題になってしまうきらいがありますが、普通、患者さんの家族としては「死について切り出されたらどうしよう?」と戸惑うことのほうが多いんじゃないでしょうか。

というわけで、この章では、死について語ることを考えてみたいと思います。

ぼくはこういう仕事をしているので、患者さんと死について語る機会がたくさんあります。もちろんそんなとき、戸惑ったりためらったりはしません。ただ、自分自身で意識して守っているルールが二つあるんです。

一つは前にも言いましたが、自分からは「死」という言葉を切り出さないこと。語りやすくなるような雰囲気を、無意識のうちに作ろうとはしているつもりですが、こちらから積極的に(というか、無神経に)その話題を持ち出すことはしません。

もう一つは、患者さん本人が死について語り始めたとき、決して逃げずに受け止めることです。というより、むしろぼくは、本人のほうから「死」を口にするのを待っているのです。

「自分はもう死んでしまうような気がします」と患者さんが話し始めたら、なぜそう感じたのかを尋ねます。おそらくは「痛みが日に日に強くなってきたから」とか「体力がどんどん落ちてきたから」という答えが返ってくるでしょう。ときには、「こんな状態で生きているのはつらい……いっそのこと、もう死なせてほしい」という言葉を聞くこともあります。

患者さんに対しては、できることとできないことを明確にして、漠然とした不安を取り除いてあげるのがぼくの務めです。ほとんどの痛みは和らげることができますが、体力の衰えを食い止めることはできません。しかし、できないことに関しては、神様でもない限り状況は変えられない。それでも、患者さんが「死なせてほしい」と思うほどのつらさを感じていることは、少なくとも理解はできるでしょう。

ぼくは思うんですが、何より患者さんが精神的に耐え難いのは、死ぬほどつらいその気持ちを、理解しようとして聴いてくれる人がいない場合じゃないでしょうか。

患者さんの死を受け止めるのが怖いとき、死についての会話をすることをためらうとき、自分の心に向かって静かに問いかけてみてください——「あなたは、自分自身もいつか死んでしまうことを忘れてはいませんか?」と。

人間は誰でも、いつかは必ず死を迎えます。死が年齢順に訪れるとは限りません。だからこそ、たとえ子どもでも、死をきちんと受け止め、死について考えることはできるのです。

では、ぼくが看取った患者さんのまわりにいた、そんな子どもたちの話をしましょう。

＊＊＊＊＊＊＊＊＊＊＊＊＊＊＊＊＊＊＊＊＊＊＊＊＊＊＊

「今日あたり、そろそろだと思います。会っておく必要のある方々に、至急連絡してください」

七十代の女性患者Gさんのお宅を訪問したとき、ぼくはご主人にそう告げた。Gさんはゆうべから血圧が低下しており、呼吸の乱れも見られるようになっている。ついにお別れの時が近づいたようだ。

今日は土曜日。いつも不思議に思うのだが、患者さんの看取りをおこなうのは週末か水曜日になることが多い。土曜や日曜は親戚が集まりやすいからだろうけど、水曜日ってのは……？

実は水曜は、ぼくの定休日なのだ――いちおう。休みというより研究のために設定されたオフ日で、とちの木病院の規則で決められている。つまり、この日ならぼくが確実につかまることを、患者さんたちは知っているわけである。

そうこう考えてみると、亡くなる人たちはみな、自分の死期を自分で決めているような気がしてしかたない。たとえば、遠くに住んでいる親戚が来るような場合でも、一分間に数回といった浅い呼吸が何時間も続いたりして、なぜか臨終に間に合う場面をしばしば目にする。まるで、患者さんが「あなたが来るのを待っていたんですよ」と言っているようだ。待つあいだずっと、コンピューターのスタンバイ状態みたいになって、体の機能を最低限に保持するため、最後のエネルギーを節約しているとしか思えないのだ。

こういうことが何度も続くと、人間って生まれてくるときは自分で決められないけど、死ぬときは自分である程度決められるのだとつくづく感じる。本当にドラマティックだし、感動的だ。だからこの仕事、やめられないのである。

さて、一時間ほどして、隣町で暮らしているGさんの娘さん一家が到着した。Gさんにとっては孫にあたる、小学生と中学生の姉妹も一緒だ。ところが、

「ほら、あんたたち……。おばあちゃんに最後のお別れをしてあげなさい……」

と母親に促されても、二人ともGさんのベッドのそばへ近づくことができないのだ。優しかったおばあちゃんがやせ衰えた姿で横たわり、呼吸も弱々しくなっているのを見て、悲しみとショックがないまぜになってしまったのに違いない。部屋の隅っこに立ち尽くし、目にいっ

ぱい涙をためたまま、動けないでいる。

ぼくは中学生のお姉ちゃんのほうに話しかけてみた。

「君はいま、いくつ?」

消え入りそうな声で「十四歳です……」という答えが返ってくる。

「そうか……まだとっても若いよね。だからいまは考えられないかもしれないけど、君だっていつか年を取って、亡くなるときが来るんだよ。おじちゃんだってそうだし、人間なら誰でも、いつかは死ぬことが決まってるんだよ。ちょっと考えてみてごらん。自分が年を取って亡くなりそうなとき、家族にどうしてもらったらうれしい?」

その子は素直そうな瞳で上のほうを見上げ、一生懸命考えているようだ。ぼくは続けた。

「泣かれるよりも、楽しかった思い出をみんなで話してくれたほうが、うれしいんじゃないかな。自分だったら、家族にどうしてもらいたいか考えて、おばあちゃんがいま、してほしいだろうと思うことをしてあげたら?」

彼女は小さくうなずき、おずおずとGさんのそばへ行くと、そっと手を握った。お母さんがそうしているのを見て、水に浸したガーゼでGさんの唇を濡らしたりもし始めた。

すると、それを見ていた小学生の妹が、居間の引き出しの中にあったトランプを持ってきて、ぼくにこう言った。

「おばあちゃんね、みんなで七並べするのが好きだったの」

「そう。じゃあ、みんなでおばあちゃんの隣でトランプしようか」

というわけで、ベッドのかたわらにトランプを広げ、Gさんのご主人とぼく、二人の姉妹で七並べを始めたのである。その様子を見守っているようだったGさんだが、やがて最後の息をふうっと吐くと、静かに旅立っていった。

ぼくは臨終を確認したあと、姉妹の肩に手をかけてこう言った。

「二人とも偉かったね……。おばあちゃんも、きっとうれしかったと思うよ」

二人は目を真っ赤にしながら、しっかりとうなずいてくれた。

＊＊＊＊＊＊＊＊＊＊＊＊＊＊＊＊＊＊＊＊＊＊＊＊＊

この仕事の醍醐味の一つは、家族の変化を間近に感じ取れるところにあります。がん患者さんを自宅に迎えると、最初はどの家族もおっかなびっくりですが、時間が経つにつれて、だんだん度胸が据わってくるんです。そして看取りを経験すれば、死がどういうものかわかるし、また身近にもなります。その変化を目の当たりにすると、ぼくはこのうえない充足感を抱きます。

患者さんが病院でなく自宅で最期を迎えるならば、家族としては悲しみはもちろんあるけれど、身を切られるような苦痛を感じることはあまりないだろうと思います。体をきれいにしてあげたり、好きな服を着せてあげたりといった、一番大切な看取りの部分を、病院関係者に奪われなくてすむからです。

人が亡くなっていくのは、悲しいことです。けれども、すべての人にその現実はやってくる。ぼくがGさんの孫娘に言ったように、人間なら誰でもいつかは死ぬんです。死は究極の平等ですから。だったら、どうすれば一番幸せな最期になるか——最高の人生の終わり方を迎えられるか、みんなで考えてみてはどうでしょう。

それには、「死」を語れる環境を作ることが何より大事になってきます。

人は誰だって、何か解決できない悩みがあったとしても、それを心からわかってくれる人が現れただけで、気が晴れるものです。叶わぬ恋の悩みも、聞いてもらえば一人で悩むより楽になりますよね。詐欺に遭っても、だまされた状況を理解してくれる弁護士が見つかれば、たとえお金が返ってこなくてもひとまず安心できるでしょう。

ただしこんなとき、相談するのは誰だっていいというわけにはいきません。秘密を守れる人とか、信頼できる人とか、自分の気持ちに共感できる人とか、普通は相手をしっかり選びますよね。

だからこそ、緩和ケアに携わる者は、死についての相談相手に選んでもらえるような関係性――ラポールを、患者さんとのあいだになるべく早く築かなくてはなりません。また、家族が患者さんの相談相手になれるよう支援する技量も必要とされるんです。

ドラマなんかでも、そして現実においても、こんなセリフのやり取りがおこなわれることがあります。皆さんもテレビや映画で見たことありませんか?

患者「私の命はあと少ししかない……もう、死ぬんでしょ?」

家族「そんなこと言わないで! 何か違う話をしようよ」

医者「ダメですよ、悪いほうに考えちゃ。もっと明るく前向きに生きましょう」

せっかく患者さん自身が一歩を踏み出して、一番心配かつ重要だと思っていることを口にしたのに、まわりにいる人たちがみんな、その言葉を制止したり、心にもない嘘を言ったり、あわてて話題を変えたり回避したりして、問題にフタをしてしまう。これは、自分の死を覚悟した患者さんにとって、がっかりさせられることに違いありません。

患者さんは、本質的な問題を誰かに変えてもらおうとして「死」を口にしたわけではないでしょう。おそらく、自分の気持ちを理解してほしいだけだと思うんです。なのに、誰も真剣に話を聴いてくれない——つまり、親身になってくれる相談相手がいないわけだから、これはかなりつらいはずです。前にも言ったように、「死」そのものより、死ぬほどつらいその気持ちを聴いてくれる人がいないことのほうが、患者さんにとっては耐えがたいんじゃないでしょうか。

自分が死ぬことを意識していない人にとっては、「死」は恐れるべき対象かもしれません。けれども、生身の体なんてすごく脆い存在だし、何かが起これば簡単に滅びてしまいます。そうと自覚していれば、死について語ることも苦にならないでしょう。

ぼくはいつも患者さんの家族に、そっと耳打ちして帰るようにしています。

「患者さんを死から救うことは、神様でもない限りできません。でも、話を聴くことはできます。もし、患者さんが死について語られたら、『どうしてそんなふうに感じるの？』と、せめて気持ちを聴いてあげることは、するようにしてください」と。

脳神経外科医だったころのぼくは、交通事故やくも膜下出血などで突然の死を迎える患者さんをたくさん見てきました。こんな場合、残された家族は、その日の朝「行ってきます！」と元気に家を出ていった人と、まるっきり予期せぬ形で対面することになります。「亡くなったらどうしよう……」という覚悟（予期悲嘆といいます）をまったく持たないまま、家族の死に直面するわけですから、こんな場合の遺族の悲しみは、病的な域に入ってしまうこともしばしばです。

一方、がんで亡くなる場合は、比較的長い闘病の時期を患者さんと家族が共有できるので、悲嘆に暮れる場面を無意識のうちに何度もシミュレーションすることになります。ある乳がんの患者さんが、こんなふうに言っていました。

「がんになってよかったと思う。だって、自分ががんになったことで、亡くなるまでの時間を家族みんなが意識するようになってくれたから。おかげで、家族と真剣にいろいろな話ができました」

いまは、二人に一人ががんになる時代です。二分の一の確率なら、ぼくもきっとがんになるでしょう。それがいつ見つかるかは、誰にもわからない。いつまでこの仕事を続けられるかということも、やっぱり誰にもわからない。だから今日一日を精いっぱい、悔いのないように過ごしていこうと、いつも心がけています。

この乳がん患者さんとは、お互いにもう何でも話せる間柄です。ぼくはあるとき、こんなふうに言ってみました。

「○○さん。もし先に天国へ行っちゃったら、待っていてよね。そのうち、ぼくも逝くからさ」

すると彼女は、こう答えたのです。

「だめですよ。渡辺先生は、もっと多くの患者さんのために働いてから来てください」

穏やかな笑顔で、たしなめられてしまいました。彼女はぼくより五つも若いのですが、実に達観している患者さんです。こちらのほうが教えられている。そう、ぼくはいつだって、患者さんに教えられ、学ばされているんですね。

「はじめに」のところでちょっと登場した「メメント・モリ（死を思え）」というラテン語は、古代からさまざまな場面で用いられているフレーズで、〝自分がいつか必ず死ぬことを忘れてはならない〟という意味をあらわします。それはつまり、〝よく生きる〟ために死を意識せよということにほかなりません。

患者さんを取り巻く家族――とりわけ子どもたちに、看取りを間近で経験してもらうことで、人間の命に限りがあることを自覚する機会が与えられる。それが「メメント・モリ」のフレーズにつながっていき、結果として、与えられた人生をどう過ごしていくかを考えさせる「死の準備教育」になると、ぼくは信じています。

それでもぼくは、大勢の人を前に「死の準備教育」について講演することは考えていません。その代わりと言ってはなんですが、一人一人の患者さんを通じて、その人のまわりにいる家族の方々に対し、真摯に「メメント・モリ」の大切さをアピールしていければよいと考えています。

これからも可能な限り、家族とともに看取りをおこなうことにこだわって、仕事を続けていきたいと思います。

次代へのバトン——Hさんの学び

二〇〇八年の六月、NHK教育テレビの「福祉ネットワーク」という番組で「在宅ホスピス・とちの木」が紹介されました。三十分という限られた枠の中ではありましたが、自宅で平穏に過ごす患者さんの日常や、ぼくがおこなっている緩和ケアの実情が、少しでも伝わったのではないかと思います。

そのとき取材を担当してくれたディレクターが、患者さんの家まで同行したとき、こんなふうにきいてきました。

「本当に毎日、これほどの距離を走るんですか？　おまけに、一年中休みなしですよね？」

「そうですよ。まあ、いちおう、とちの木病院の出先機関ということになってるんで、病院の規則で水曜は休みなんですけどね。もちろん、患者さんやご家族から呼び出されれば、いつだって飛んでいきます。夜中でも、明け方でも。雪だろうと、嵐だろうと」

ぼくがそう答えると、彼は感に堪えないように言いました。

「いやー、すごいです……。でも、ほかの人には勧められませんよね、絶対」

うーん、確かにそうでしょう。第一、勧めたところで、やってみようとも思わないんじゃないかな。一日何百キロも走ったって、それで終わりではないかもしれない医療ですからね。栄えあるタイトルも、人がうらやむような地位も報酬も、何一つ得られるわけではありません。誰に認められなくても、自分が納得できる仕事に価値を見いだせる、そんな人でないと厳しいのは確かです。

ぼくだって、いつかは年を取って動けなくなるでしょう。それもあって、後進を育てていく重要性については常に考えています。万人に勧められる内容ではないけれど、好きでやっていればこんな楽しい仕事はありません。ぼくと同じように考え、同じところに価値を見出す若い人が、一人でもいてくれればと願っています。

現在、母校の獨協医大で一時間だけ、「生命倫理」という一年生向けの授業を担当しています。ほとんどの学生が「在宅ホスピス」という言葉すら知りませんが、話の内容に興味を持ってくれる人もいます。その中で、特に希望する学生たちを、患者さんのお宅へ同行させることがあります。そんなとき、患者さんの感謝の言葉が医師にとっては何よりの評価になるのだと、彼らは痛感するみたいです。

患者さんが医師を育ててくれる——そのことを肌で感じるのですね。

ぼく自身、在宅ホスピスを始めてからの二年間で、ものすごく鍛えられました。薬の処方も対応のしかたも患者さん一人一人で違いますから、一例ごとに新しいことを学んできたと言っても過言じゃありません。教科書に書いてある以外の医療も、在宅だからこそできるんです。

モルヒネにしたって、副作用対策のメイジャー・トランキライザーにしたって、患者さんの訴えに忠実に応じていくと、「えっ、こんなに使っちゃってよかったのか！」と思うほどの量を用いてちょうどよいこともしばしばあります。病院勤務だったらまずできません。なぜなら、教科書に書かれている用法・用量でしか薬を投与することができないからです。そのため、どれだけ投与すれば症状がとれるのか、教えてくれる人もいませんでしたからね。在宅緩和ケアでは、失敗したらすべてがアウトです。頼れるものは、自分の目と耳と手だけ。深夜に激しい症状の患者さんを前にしてこのギリギリ状態の緊張感が、医師としてのぼくを格段に成長させてくれたことは間違いありません。

そう考えてくると、在宅ホスピスを志すのは、やっぱり若い人であってほしい。ほかの科で経験を積んだベテラン医師を推す声も聞きますが、経験以上に大事なのは、人間としてのピュアな部分だと思います。タイトレーションのやり方なんかは、ある程度方程式に当てはめればできますが、コミュニケーション力は一朝一夕に身につくものではありません。あまりほかの色に染まっていない人のほうが、むやみに数値に振り回されることなく、〝患者さんに育ててもらう〟感覚を大切にできて、確実にコミュニケーション力がついていくと思うんです。

前に、看護師相手の、がん性疼痛に関する勉強会の話をしました。これを開くきっかけになったのは、がん治療病院の看護師Hさんの「緩和ケアをもっと知りたい」というひと言でした。彼女は患者さんに対し、よりよい看護をしたいととても意欲的で、ドクターの信頼も厚い看護師さんです。入って二年目で主任になるという目覚ましい成長ぶり。「患者さんのために」をモットーとして変わっていくその姿は、見ていて楽しく心強い限りです。

その頼もしい後輩がこの夏、「在宅ホスピス・とちの木」で三日間の研修をおこないました。入院している進行がんの患者さんを自宅へ戻す際、どうすればスムーズに事が進むのか。それを考えたいと言って、彼女みずから研修の希望を申し入れてきたのです。

では、そのときの様子をここに再現してみましょう。

＊＊＊＊＊＊＊＊＊＊＊＊＊＊＊＊＊＊＊＊＊＊＊＊＊＊

「渡辺先生、おはようございます！」

事務所に元気な声が響く。今日から自主研修にやってきた看護師のHさんだ。ぼくも挨拶を返す。

「Hさん、おはよう。えっと、今日と来月の八日、二十七日の三日間だったよね？」

「はい、そうです。在宅診療の実際をしっかり学んでいきたいと思ってますので、よろしくお願いします！」

「じゃあ、さっそく車に乗って。自宅療養を希望している患者さんがいると、いま病院から連絡があったから」

「え？　患者さんが希望していると言っただけで、すぐにもう退院ですか？」

「本人や家族が決心したならば、一日でも早く自宅へ帰れるよう配慮してるんだ。病院から連絡を受けた当日に退院ってことも、しょっちゅうだよ」

ぼくはHさんを訪問診療車に乗せ、ハンドルを握りながら話を続けた。

「当日、患者さんの家族が病院にいるようなら、病室へ行って、患者さんと家族それぞれから、不安に思っていることを聞き出す。で、それに対して自宅ではどう対処するかを説明する。退院するときって、患者さんも家族もすごく不安だと思うんだよね。それを少しでも解決してあげたいから、退院したその日に一回目の訪問診療を開始してるよ」

「先生だから迅速な対応ができるんですね。病院って、退院の方針が決まったとしても、在宅酸素の手配だとか介護保険の申請だとか、まず書類が先という考えなんです。おまけに、休日は動けないから週明けにしようとか。家族への点滴指導なんかも含めて、準備から退院までに一カ月近くかかるんですよ。そのあいだに病状が進んでしまって、結局帰れなかった人もいます」と、Hさん。

「進行がんの患者さんは、急速に病状が悪化するからね。残されている貴重な時間を、病院側の都合で奪われるなんて理不尽だよ。どんなことも、患者さん本位で考えていかないとね。一般の慢性疾患とは事情が違うんだから」

ぼくの言葉に、Hさんは真剣な顔で「そうですね」と答える。

しばらくして病院へ到着し、患者さんと家族に面談をおこなって、無事に自宅まで搬送することができた。次は、急激な痛みが生じた患者さんのお宅への訪問だ。

この人は子宮頸がんを患う女性患者さんだが、がんが転移したため骨盤から出血したらしく、その激痛に苦しんでいた。デュロテップパッチというオピオイドをベースにしていたので、それを即効性の塩酸モルヒネ内服一日量に換算し、さらにその量を注射での量に換算し直し、そこから一回分のレスキュー量を割り出して注射し、痛みが取れるまで繰り返す。およそ三時間

ほどかかって、ようやく患者さんから、

「痛みが和らぎました……」

という言葉を聞くことができた。

そのお宅から帰る道の車中で、Hさんが言った。

「入院中の患者さんにああいう突出痛が生じた場合、即効性オピオイドの内服か坐薬か、もしくは点滴を指示されます。でも、痛みの状況に応じて医師が指示を調整するわけじゃないので、患者さんの痛みが和らぐまでにすごく時間がかかるんですよ」

「何より、オピオイドの量が十分じゃないと、痛みを取ることはできないからね」

「あの方も、それまで使っていたレスキューよりはるかに多い量で、ようやく痛みが取れたと言っておられましたね。緊急性のある激しい痛みには、ああやってワンショットでモルヒネを注射して、患者さんの痛みがなくなるまで追加していくんですね。私、本当の緩和医療というものを、初めて体験しま……」

Hさんが言い終わらないうちに、自動車電話が着信した。これ、ハンズフリーで受話器を取ることなく会話できるため、運転中のぼくには必需品なのである。電話は事務所にいるタガコさんからだった。

「渡辺先生、いまこちらに直接、初診の方の家族から電話がありました。自宅で生活していたがん患者さんが、苦痛に耐えられなくなったそうです。お名前と連絡先はうかがったんですけど……」

「わかった。いまいる場所から、そんなに遠くなさそうだね。名前と住所を頼りにこっちで探してみるよ」

ぼくはナビに住所をセットして、その患者さんの家を見つけ出した。ひとまず無事に対応できて安心した。急な話だったので病院からの紹介状もなかったが、苦しんでいる患者さんがいたら、とにかく対応するのが在宅ホスピス医の使命である。向こうだって、一縷の望みを託してうちの事務所へ電話してきたに違いないのだから。

というわけで、これがHさんの自主研修、一日目の成果であった。

そして一カ月後の研修二日目。午前中は比較的病状の安定している人のお宅を訪問したのだが、そのあと緊急の要請が入り、午後からは急患の診療となった。

その患者さんは、八十歳代の膀胱がんを患う女性である。前の日に訪問したときは何事もなく話ができていたのだが、今日になって右腕が麻痺し、言葉が出にくくなってしまったという。ひと目見て脳血栓だとわかった。通常なら、CTかMRIで検査してから診断を下し、血栓を溶かす薬を点滴で入れるところだろう。しかし、もちろん患者さんの自宅にそんな設備はない。

そこでぼくがとった処置は、往診カバンの中に入っていた鎮痛剤――NSAIDs（非ステロイド性抗炎症薬）を注射するというものだった。この鎮痛剤に関しては前著『痛みよ、さらば』に詳しく書いたが、血小板の機能を減少させる作用があるのだ。つまり、血が固まりにくくなるわけだから、本来なら立派な（？）副作用なんだけど、脳血栓の場合には逆に功を奏するかもしれない……。

と考えたら、これがビンゴ！　翌日には患者さんの神経症状はすっかり消え、水分も摂れるようになったのである。Hさんにはこう説明しておいた。

「普通ならあそこで救急車を呼んでしまうところだろうね。でも、症状や血圧の状態から見て、血栓が左中大脳動脈に詰まったことは、検査しなくてもわかる。それに、衰弱してむくみのある患者さんに、点滴で大量の水分を与えると、心臓や腎臓にすごく負担がかかっちゃうんだよね。だから、NSAIDsの副作用を逆手に取ったというわけ。苦肉の策だよ。とはいえ、もしあの患者さんが病院に運ばれていたとしたら、おそらく一過性の発作じゃおさまらなくて、脳梗塞になっていたんじゃないかな。小回りのきく在宅医療のほうが、うまくいく場合もあるよ」

Hさんは感じ入ったように言った。

「確かにそうですね。丁寧な診察と熟達した経験があれば、病院よりずっと効果的な治療ができるんじゃないでしょうか」

「在宅だと診察も治療も、少ない手持ちの薬や器具をフルに使って工夫するしかないからね。患者さんの負担が大きくなりすぎないために、一つ一つの医療材料や処方薬のコストも最小限にするよう考えなくちゃいけない。でもね、人間、限りがあったほうが知恵が浮かぶんだよ。給料日前のピンチになると、節約のアイデアが浮かぶみたいなもんでね」

Hさんの笑い声で二日目の予定を締めくくる。そして数週間後、彼女の研修の最終日がやってきた。この日は看取りが一件あった。

「今日訪問する患者さんは、おそらく亡くなられると思う」

そう告げたとき、Hさんは一瞬緊張したように見えた。しかし、患者さんのお宅に着いて玄関に入ってみると、家族の笑い声が聞こえてきた。懐かしい思い出話をするうち、自然に笑いが生まれたのだという。これならHさんにも、和やかで穏やかな看取りの場面を経験してもらえそうだ。では次から、Hさん自身の研修レポートでこのときの様子を振り返ってみたい。

〈患者は無呼吸が出現し、呼吸の間隔は長くなっていた。しかし、険しい表情一つない。眉間のしわもなく、本当に穏やかである。疼痛、その他の症状が十分緩和されていると感じた。患者の呼吸が止まる瞬間を、こんなにも落ち着いて静かに見たことがあったであろうか。医師が落ち着いていることもあり、家族もみな落ち着いていた。そして患者に「本当にありがとう！」と声をかけていた。きっとその言葉には、患者と自分たち自身へのねぎらいの言葉も含まれているのではないかと感じた〉

「遺される家族にとって、可能な限り悔いのない看取りに導くことも、緩和ケア医の大切な役割だとぼくは思っているんだよ」

そう言うと、Hさんは深くうなずいた。そして、こんな感想を述べてくれた。

「緩和ケアって、本当に患者さんが主役なんですね。私いままで、ラポールは時間をかけて作られるものだと思っていました。でも、そうじゃない。わずかな瞬間で作られ、患者さんのニーズにこたえるケアを実践することで、強まっていくものなんですね」

Hさんは三日間という短い時間の中で、多くの貴重な体験をしたようだ。それは、病棟の中にいるだけでは決して得られないものである。それでも彼女は病棟看護師として〝その日、限られた時間に集中し、自分ができることに全力を尽くす〟ということを心がけている。自分の目標とぼくが実践している緩和ケアとのあいだに、ある意味共通点を見つけることができたんじゃないだろうか。

今後もHさんが自分の進むべき道を模索し、ひたすらに歩み続けることを、一人の先輩として願ってやまない。

＊＊＊＊＊＊＊＊＊＊＊＊＊＊＊＊＊＊＊＊＊＊

病気を撲滅するだけが医療じゃない――この考えがもっと広まっていけば、緩和ケアが医療の主流になる時代がきっとやってくるはずです。そうなると、緩和ケアを志す若い人も増えてくることでしょう。だから、ぼくはあまり悲観していません。

Hさんのように、問題意識を高く持って自発的に学びたいという人には、ぼくの持っているものを惜しみなく与え、伝えていきたい。次代へバトンを渡し、次へつなげていきたいと思っています。

とはいえ、前章の終わりで言ったように、大勢の人を前に講演するとか、不特定多数への教育とか、そういったことにはまったく興味がありません。大胆にそして細心に、精神を研ぎ澄ませて、相手の心の声を聴く――こんな医療に喜びを感じてくれる少数の人を相手に、中身の濃い話がしたいんです。

何度も言いますが、大事なのはコミュニケーション・スキルです。人と話すのが好きで、一人一人のニーズを汲み取ることができる――そんな若く意欲的な医師の皆さん、ぜひ仲間になってください。

おわりに――赤サイレンをゲットするまでの話

ぼくが住んでいるのは、風光明媚な栃木県……。

と言えば聞こえはいいですが、要は田舎ってことですよね。山と農村が大部分を占めているせいか、宇都宮などの都市部以外、渋滞はあまりありません。しかし、那須や日光といった景勝地が点在するため、観光シーズンになると、とたんに道路が混雑するんです。

往診の途中で観光渋滞に巻き込まれたときなど、

「救急車だったら抜けられるのに……」

と、何度はがゆい思いをしたことか。

現行の道路交通法では、医療にかかわる緊急自動車は救急車と輸血用血液搬送車両に限られています。その政令を、何とか見直してもらうことはできないものかと考えました。

小泉内閣時代の規制緩和政策の一つに、「構造改革特区」という制度があります。これは、地方公共団体や民間事業者の自発的なプランによって、地域特性に応じた規制の特例を導入するというもの。要するに、本来なら法の規制でボツにされるアイデアが、採用されるチャンスなのです。特定地域での成功を全国に波及させることで、全国的な構造改革を進めたり、あるいは地域を活性化させたりするのが狙いだそうです。

これを知ったとき、まさにうってつけの制度だと思いました。よし、うちの訪問診療車を、救急車と同じ緊急車両に指定してもらおう！　そうすれば渋滞に巻き込まれたって、パパパッと赤色灯を出し、サイレン鳴らして疾走できるぞ！

というわけで、二〇〇七年の暮れに署名を募ったところ、なんと二カ月で四五〇〇人以上もの人が賛同してくれました。さてこれをどうしようと思っていたら、患者さんの葬儀で偶然にも、衆議院の議員さんと知り合ったのです。その議員さんの名前は西川公也《にしかわこうや》氏。さっそく相談してみました。すると、厚生労働省へのパイプを持つ赤沢亮正《あかざわりょうせい》氏を紹介してくれ、そこからどんどん話が大きくなっていきました。ついにこのアイデアは国会まで持っていかれることになったのです。

その後二〇〇八年二月より四回にわたり、錚々たるお歴々の前で、ぼくは熱弁をふるってきました。二〇〇六年十一月の「在宅ホスピス・とちの木」開業以来、がん患者さんの依頼を受けて、栃木県内の十三市五郡すべての地域へ訪問診療に行ったこと。年間にのべ四〇〇例ほど緊急の往診をしていること。これまでに一五〇名を自宅で看取ったこと、などなど……。場所は、永田町の第二衆議院議員会館。厚生労働省医政局、国土交通省自動車交通局、警視庁交通局、内閣官房地域活性化統合事務局……舌を噛んでしまいそうな関係省庁の代表者たちと、勉強会という名の会合を持ちました。

その結果、六月に構造改革特区への提案がおこなわれ、八月に各関係省庁から「特区申請で対応する」という回答が得られました。栃木県が申請し、内閣総理大臣によって認定され、二〇〇九年に実現の見込みです。

つまり、この年にはぼくのティーダが赤サイレンをゲットするわけです！

患者さんのためにという一心でやってきたことが、また思いがけない出会いを生み出し、いろんな人を巻き込んでこういう結果になりました。だから人生は面白い。協力してくれた方々に、この場を借りてあらためてお礼を言いたいです。

この赤サイレンをきっかけに、栃木の知名度がもっと上がり、〝緩和ケアの街〟〝在宅ホスピスの県〟として知られるようになるといいなあ……なんてことを考えています。

二〇〇七年以降、在宅ホスピスの報道がマスコミでも頻繁に取り上げられるようになってきました。在宅療養支援診療所の制度が二〇〇六年から始まったこと、ぼくを含めて緩和ケア病棟に勤務していた医師たちが「緩和ケアは在宅が主体だ」と気づいたこと、これらがあいまって、全国各地で在宅ホスピスが少しずつ稼働し始めたからでしょう。

しかし、がんで死亡する患者が増加する中、緩和ケア医が圧倒的に少ないといういまの状態が続けば、いずれ行き詰まるのは目に見えています。小児科医や産科医の不足と同じ問題です。緩和ケアが医学の専門分野の一つとして認められ、その教育が医学部の学生レベルに入り込んでいかないと、日本の緩和ケアの進展は望めません。

ぼくが研修を受けたオーストラリアでは、三年間みっちり緩和ケア病棟で学び、その後本人の希望によって在宅への道に進むシステムになっています。日本でも、志を持った人間がホスピスで勉強し、ある程度力をつけたところで在宅診療に出る、という流れを一日も早く作るべきだと思います。

いま最も伝えたいことは、多くのがん患者さんが痛みを十分取ってもらえていない、という現実です。高齢化社会の中、これからどんどん患者は増えていくのに、医療現場がモルヒネの正しい使い方さえわかっていない。この現実を何とかしたい、患者さんの無念を訴えたい――それが、この本を書いた一番の動機でした。

在宅ホスピス医であるぼくは、すべての患者さんが自分の人生をかけて残していくメッセージを、家族とともに受け取ることができます。それがこの仕事の醍醐味だと言えるでしょう。家族と共に患者さんを看取ったあと、その達成感や安堵感は、言葉に尽くしがたいものがあります。これが本当の「送り人」だとぼくは思っています。

このすばらしい仕事に出合えたことに感謝しつつ、喜びを分かち合えるすべての方々に、この本を捧げます。

渡辺　邦彦

二〇〇九年一月二十七日

著者プロフィール

渡辺 邦彦（わたなべ くにひこ）

1959年7月9日生まれ

<学歴>

1978年 獨協高等学校卒業
1984年 獨協医科大学卒業
1990年 獨協医科大学大学院修了（医学博士）
1991年 日本脳神経外科学会専門医
2009年 緩和医療学会暫定指導医
2015年 日本緩和医療学会緩和医療専門医

<職歴>

獨協医科大学　脳神経外科　臨床講師
医療法人陽気会　在宅ホスピスとちの木　所長

<現在>

在宅ほすぴす　所長
獨協医科大学麻酔科非常勤講師、地域医療学臨床教授

<研究歴>

国立がんセンター生物学部、スイス・チューリヒ大学、フランス・リヨン国際癌研究機構にて脳腫瘍の研究に従事。ピースハウスホスピス（秦野）、オーストラリア・ニュージーランドで緩和ケア研修

<受賞>

1997年　日本脳神経外科学会奨励賞受賞
2016年　Best Doctors in Japan選出

<出版>

2006年『幸せのシッポ』文芸社、2007年『痛みよ、さらば』文芸社

自分らしく生ききるために　進行がんの患者さんを支える

2009年1月27日　初版第1刷発行
2019年3月30日　初版第4刷発行

著　者　渡辺 邦彦
発行者　瓜谷 綱延
発行所　株式会社文芸社
〒160-0022 東京都新宿区新宿1－10－1
電話 03-5369-3060（代表）
03-5369-2299（販売）

印刷所　神谷印刷株式会社

ISBN978-4-286-05326-4